普通高等学校"十三五"省级规划教材

高等医学院校实验系列规划教材

组织学与胚胎学实验指导

第3版

主　编　钟树志　彭彦霄

副主编　吴　敏　季　娜　石　蕾

编　委（按姓氏笔画排序）

王健君　王爱侠　石　蕾　伍雪芳

许　萍　李玉磊　李晓敏　吴　敏

汪全海　陈佩佩　季　娜　胡天寒

钟树志　夏兆俊　黄淑云　彭彦霄

中国科学技术大学出版社

内 容 简 介

本书以《组织学与胚胎学教学大纲》和国家卫生健康委员会"十三五"规划教材《组织学与胚胎学》(第9版)的内容和要求为依据,结合历年来所积累的实验教学经验编写而成。主要内容包括组织学实验、胚胎学实验及综合性实验,内容简明、精练和实用,以适应新形势下的教学要求。

本书结合实验内容,对常用组织标本的制作方法做了简要介绍,对实验目的与要求、切片标本的观察要领、显微镜的使用、绘图要求、实验室注意事项等都做了介绍。

每个实验都附有思考题,以培养学生观察、分析、综合和解决问题的能力,并培养学生科学的思维方法和严谨的科学作风。

图书在版编目(CIP)数据

组织学与胚胎学实验指导/钟树志,彭彦霄主编. —3 版. —合肥:中国科学技术大学出版社,2021.5(2024.2 重印)

ISBN 978-7-312-05203-3

Ⅰ. 组… Ⅱ. ①钟… ②彭… Ⅲ. ①人体组织学—实验—医学院校—教学参考资料 ②人体胚胎学—实验—医学院校—教学参考资料 Ⅳ. R32-33

中国版本图书馆 CIP 数据核字(2021)第 067857 号

组织学与胚胎学实验指导

ZUZHI XUE YU PEITAI XUE SHIYAN ZHIDAO

出版	中国科学技术大学出版社 安徽省合肥市金寨路 96 号,230026 http://press.ustc.edu.cn https://zgkxjsdxcbs.tmall.com
印刷	安徽省瑞隆印务有限公司
发行	中国科学技术大学出版社
开本	710 mm×1000 mm 1/16
印张	13
字数	255 千
版次	2012 年 8 月第 1 版 2021 年 5 月第 3 版
印次	2024 年 2 月第 12 次印刷
定价	35.00 元

前　　言

科技进展日新月异,社会经济的发展也可谓一日千里。为适应新形势下对创新型医学人才的需求,高等医学教育理念和模式发生了巨大的变化。为了适应新的医学教育理念,以及与《组织学与胚胎学教学大纲》、国家卫生健康委员会"十三五"规划教材《组织学与胚胎学》(第9版)相配套,我们在2017年中国科学技术大学出版社出版的《组织学与胚胎学实验指导》(第2版)的基础上,结合新近的教学改革要求和近年来所积累的实验教学经验,编写了本书。

本书内容主要包括组织学实验、胚胎学实验、综合性实验及附录,删减了第2版中的绘图作业部分,增加了部分组织、器官的彩色光镜图片,达到了教学大纲要求掌握内容的全覆盖;增加了综合性实验部分,方便学生有指导性地参考;对新编大纲规定学习的内容,增加了有针对性的复习题和答案,便于学生练习和复习,真正发挥学习指导的作用。

本书对常用组织标本的制作方法做了简要介绍,对实验目的与要求、切片标本的观察要领、显微镜的使用、绘图的要求、实验室注意事项等都做了介绍。

在本书中,对每章所要观察的组织结构,都分别从低倍镜和高倍镜的角度进行了指导和说明。每个实验内容都附有思考题,以培养学生观察、分析、综合和解决问题的能力,并培养科学思维的方法和严谨的科学作风。

本书的使用要求是:学生在实验前必须预习;教师在教学中仅就实验内容项目进行必要的说明和提示,必须给学生充分的时间,确保完成教与学的任务。

本书可供临床医学、护理学、法医学、预防医学、麻醉学、口腔医学、影像医学等医学专业本科、专科学生使用。

限于编者的水平,书中难免出现疏漏之处,在此热忱欢迎广大师生批评、指正。

编　者

2020年10月

目　　录

组织学实验

胚胎学实验

综合性实验

附　　录

实 验 须 知

一、实验目的

1. "组织学与胚胎学"是一门形态科学,教学方式可分为理论教学和实验教学两部分,实验教学是理论教学的重要补充,实验课上使用显微镜进行镜下观察,进一步验证和巩固理论知识,加深学生对理论课内容的理解。

2. 通过对各种组织切片的观察,使学生学会分析和比较各种现象的科学方法,培养学生独立思考的能力。

3. 进行本学科的基本技能训练,使学生能够熟练地使用光学显微镜,了解组织和器官切片的一般制作过程,学会在光学显微镜下正确绘图和描述观察到的组织或器官的形态结构特点,为今后学习"病理学"等医学课程打下坚实的基础。

二、实验课守则

1. 实验课不得迟到,不得早退,有事须请假。
2. 进入实验室要穿工作服。
3. 遵守课堂纪律,不得大声喧哗或打闹,不得妨碍他人学习。
4. 爱护实验室数码显微系统、石蜡切片等公共财产,损坏须赔偿。
5. 保持实验室整洁,不乱扔纸屑。
6. 课后值日生要打扫卫生,关好水、电、门、窗。

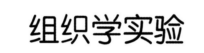

组织学实验

第一章　组织学绪论

一、常用组织切片的制作方法

实验课上学生观察的教学切片多数采用普通切片制作方法,即石蜡包埋。最常用的染色方式为苏木精–伊红染色法(hematoxylin-eosin staining),简称 HE 染色法。

现将切片制作方法简单介绍如下:

(一) 取材

切片所用的材料来自尸体或动物。材料越新鲜越好,一般死后不宜超过 12 h。如时间过久,组织会发生腐败或自溶,直接影响标本质量。所取的组织块不宜过大,一般不应超过 1.5 cm×1.5 cm×0.3 cm,取材时动作要轻柔,防止组织块变形。

(二) 固定

将取好的组织块放入固定液(10%中性福尔马林或 Bouin's 固定液)中固定,固定的组织块体积与固定液的量比例为 1∶15~1∶20,时间一般为 24 h。固定的目的是在组织细胞尚未发生显著变化之前,用固定液使细胞内的蛋白质凝固,以保持组织原来的结构成分,固定后的组织块可及时制成组织切片,也可在 70%酒精中保存较长时间。

(三) 脱水

因组织有水分而不能与石蜡相混合,所以固定后的组织使用与所选固定液相应的浸洗方法(自来水冲洗),把未与组织结合的多余固定液洗去,然后依次经浓度递增的脱水剂(如酒精)进行脱水处理,逐步除去组织内的水分。

组织块使用与石蜡不相溶的脱水剂(如酒精)脱水后,还要借助能同时与脱水剂和石蜡相溶的透明剂(如二甲苯),待透明剂取代了脱水剂后,石蜡才能顺利地渗入组织,同时组织块呈半透明状。

（四）包埋

包埋的目的是使组织变硬，易于切成薄片。其方法是把透明后的组织块经不同熔点递增的石蜡浸蜡，使石蜡充分渗入组织细胞内，最后把组织块包埋在熔点为 58～62 ℃的石蜡中。所需切片越薄，选用的包埋蜡熔点越高。

（五）切片

用切片机将包好的蜡块切成 5～10 μm 厚的蜡片，置于温水（水温一般低于包埋蜡熔点 10 ℃）中使蜡片展开，裱贴于涂有黏片剂（如多聚赖氨酸、蛋白甘油等）的载玻片上，在烘箱中烘干。

（六）染色

染色的目的是使无色的组织分别染上不同颜色，以利于镜检观察。常用苏木精-伊红染色法。苏木精染液呈碱性，主要使细胞核内的染色质与细胞质内的核糖体染成紫蓝色。伊红为酸性染料，主要使细胞质和细胞外基质中的成分染成红色。

程序如下：

1. 脱蜡

将切片放入二甲苯中浸泡 20～30 min，除去切片上的石蜡。

2. 复水

将切片依次放入各级浓度酒精中：100％浓度 2 min；95％浓度 2 min；80％浓度 2 min；70％浓度 2 min。

3. 水洗

将切片放入蒸馏水中轻涮。

4. 染色

将切片放入苏木精染液中 5～10 min。

5. 分化

镜下观察，若细胞核染色过深，须将切片放入 0.5％或 1％的盐酸酒精分化数秒，脱去细胞核中过多结合的以及细胞质吸附的苏木精染料，使染色深浅适度。

6. 蓝化

将切片用流水浸洗 30 min 以上，使细胞核变蓝。

7. 复染

将切片放入伊红染液中浸染 1～3 min，使细胞质着色。

8. 脱水

将切片依次浸入 70％浓度、80％浓度、95％浓度、100％浓度的各级酒精 1 min。

9. 透明

将切片放入二甲苯中透明化处理 5~10 min。

（七）封片

将透明化处理好的切片取出,滴上中性树胶,然后覆以盖玻片,即可长期保存。

二、光学显微镜的主要构造及使用方法

（一）光学显微镜的主要构造

1. 照明器

照明器是光学显微镜的灯光照明系统,直接组装在镜座内部。

2. 集光器

集光器是一个装在载物台下,可以沿着光轴方向垂直移动的透镜系统,它的主要作用是把照明光线聚集在被观察的物体上。

3. 光阑

在集光器上装有孔径光阑,它对物像的质量和分辨率的大小有着重要的作用。

4. 物镜

物镜分低倍镜、高倍镜和油镜三种。低倍镜是 4×(×表示倍数)和 10×;高倍镜是 40×;油镜是 100×。

5. 目镜

常用放大倍数为 10 的目镜。光学显微镜物像的放大倍数＝目镜倍数×物镜倍数。目镜内有一黑色指针,可用于指示镜下结构。

6. 其他

其他还包括镜筒、物镜转换器、滤片槽、载物台、移片器、粗准焦螺旋和细准焦螺旋。

（二）光学显微镜的使用方法

1. 取镜

拿显微镜时必须一手紧握镜臂,另一手平托镜座底,切忌单手提取,以免脱手摔落。

2. 放置切片

将放有盖玻片一面的组织切片朝上,平放在载物台上,然后用切片夹固定。

3. 调节焦距

从侧面观察低倍镜头,旋转粗准焦螺旋,使镜头接近玻片为止;从目镜观察,同时旋转细准焦螺旋,边旋转边观察,直到视野中物像清晰为止。

4. 转换高倍镜

需转换高倍镜头时,必须先在低倍镜下将要观察的部分移到视野正中,物像清晰后直接转换高倍镜头,此时再稍微转动细准焦螺旋即可。

5. 收尾工作

光学显微镜用毕,取下玻片,将灯泡亮度调暗,关闭电源,最后用防尘罩将光学显微镜罩好。

(三) 光学显微镜的使用注意事项

(1) 不得拆卸显微镜的任何部件或与其他显微镜的部件进行调换,使用前后要检查各零部件是否齐全,如发现损坏应及时报告,以便授课教师记录和修理。

(2) 目镜、物镜和玻片要保持干净。

(3) 可用擦镜纸蘸少许二甲苯擦去镜头上的污物,不要随便用其他抹布或普通纸擦拭镜头。

(4) 看镜时应两眼睁开,学会用左眼看镜,右眼绘图。

三、观察组织切片和绘图的要求

1. 观察组织切片

组织学与胚胎学实验课的主要内容为观察各种组织和器官的切片。学生应在授课教师的指导下,集中注意力,独立、有顺序地对组织切片进行观察。先用肉眼观察切片的一般轮廓、形态和染色的情况,然后依次用低倍镜、高倍镜进行观察。尤其要重视观察低倍镜下的形态,通过它可以了解组织切片的全貌、层次及部位关系,而高倍镜下观察的只是局部结构的放大,切勿放置切片后直接用高倍镜观察。

2. 绘图的要求

上课前要准备好实验指导、教科书、绘图纸、红蓝铅笔、小刀、橡皮等用具。在组织学与胚胎学实验过程中,绘图是一项重要的基本技能训练,通过绘图能加深对所学知识的理解和记忆,并训练绘图技巧。绘图时要注意各种结构之间的大小比例、位置及颜色,正确地反映镜下所见,不要照图谱摹画。

四、观察切片

脊神经节：见彩图 22。

染色方式：HE。

1. 低倍镜观察

脊神经节为椭圆形，外周有结缔组织被膜，实质由脊神经纤维和神经节细胞构成。神经纤维多为有髓神经纤维排列成束。神经节细胞呈圆形或椭圆形，大小不等。

2. 高倍镜观察

找一个典型的神经节细胞进行观察。可见胞体呈圆形或椭圆形，胞质内有尼氏体细小分散。细胞核大且呈圆形，位于细胞中央，核染色质稀疏，故核染色浅，核仁清晰。胞体周围有一层扁平细胞构成被囊，这些细胞称为卫星细胞。

五、思考题

1. 你使用的显微镜有几个物镜？它们的放大倍数分别是多少？

2. 显微镜的放大倍数如何计算？

3. 若用低倍镜能看到组织切片的结构，但转到高倍镜时却看不到，应考虑是什么原因导致的。

习　　题

一、单项选择题

1. 机体结构和功能的基本单位是（　　　）。

A. 大分子　　　　B. 细胞　　　　C. 组织　　　　D. 器官　　　　E. 系统

2. 人体的基本组织一般分为四种，它们分别是（　　　）。

A. 上皮组织、致密结缔组织、肌组织、神经组织

B. 上皮组织、结缔组织、骨组织、肌组织

C. 上皮组织、疏松结缔组织、肌组织、神经组织

D. 上皮组织、结缔组织、肌组织、神经组织

E. 上皮组织、骨组织、肌组织、神经组织

3. 用于光学显微镜观察的组织切片的厚度一般为（   ）。

A. 5～10 μm   B. 1～2 μm   C. 1～2 nm

D. 5～8 nm   E. 50～80 nm

4. 最常用的石蜡切片术（paraffin sectioning）的基本程序为（   ）。

A. 取材、固定、切片、染色、封片

B. 取材、包埋、固定、切片、染色、封片

C. 取材、固定、脱水、切片、染色、封片

D. 取材、固定、包埋、切片、染色、封片

E. 取材、固定、脱水、包埋、切片、染色、封片

5. 一般光学显微镜的分辨率为（   ）。

A. 2 μm   B. 0.2 μm   C. 2 nm   D. 5 nm   E. 0.2 nm

6. 透射电镜的分辨率可达（   ）。

A. 2 μm   B. 0.2 μm   C. 2 nm   D. 5 nm   E. 0.2 nm

7. 组织学中常用的苏木精-伊红染色法中对苏木精和伊红亲和力强的组织细胞成分分别呈（   ）。

A. 嗜酸性、中性

B. 中性、嗜碱性

C. 嗜酸性、嗜碱性

D. 嗜碱性、嗜酸性

E. 嗜碱性、中性

二、名词解释

1. 组织学。

2. HE 染色。

参 考 答 案

一、单项选择题

1. B 2. D 3. A 4. E 5. B 6. E 7. D

二、名词解释

1. 组织学：组织学是研究机体微细结构及其相关功能的科学。

2. HE染色:HE染色是苏木精-伊红染色法的简称;苏木精是碱性染料,可将细胞核内的染色质与胞质内的核糖体染成紫蓝色;伊红是酸性染料,可将细胞质和细胞外基质中的成分染成红色。

（吴 敏）

第二章 上皮组织

一、实验目的

1. 掌握被覆上皮的结构特点。
2. 了解被覆上皮分布的意义。

【实验课考试考点】

单层立方上皮;单层柱状上皮;假复层纤毛柱状上皮;复层扁平上皮;变移上皮;杯状细胞;纤毛;盖细胞。

二、实验内容

(一) 单层扁平上皮(simple squamous epithelium)(见彩图 1)

染色方式:镀银染色。

1. 肉眼观察

单层扁平上皮从表面观察,其铺片为一小块方形棕黄色组织。

2. 低倍镜观察

可见许多不规则的黑色或棕色网格围成的多边形或不规则形结构。网格内即为单层扁平上皮细胞。

3. 高倍镜观察

单层扁平上皮细胞呈多边形或不规则形结构,细胞彼此镶嵌连接,类似鳞片样,故又称单层鳞状上皮。两相邻细胞交界处呈棕黑色锯齿状,细胞中央有一圆形或椭圆形浅色空泡样结构即为细胞核的位置,核周围呈棕黄色的结构即为细胞质。

(二) 单层立方上皮(simple cuboidal epithelium)(见彩图 2)

染色方式:HE。

1. 低倍镜观察

可见数量较多的呈圆形或椭圆形的肾小管管腔断面,构成肾小管管壁的是一层近似于立方形的细胞。

2. 高倍镜观察

单层立方上皮由一层近似于正方形细胞紧密排列形成,细胞界限清晰,胞质呈粉红色;胞核圆形,呈紫蓝色,位于细胞中央。

(三)单层柱状上皮(simple columnar epithelium)(见彩图 3)

染色方式:HE。

1. 肉眼观察

有凹凸不平突起的一面是腔面,表面有一层蓝色结构,即为单层柱状上皮。

2. 低倍镜观察

在皱襞表面找到单层柱状上皮。胆囊腔面即为游离面,其对应的另一面是基底面,与结缔组织相连接。移动切片,选择蓝色椭圆形或杆状细胞核排列整齐的部位再转高倍镜观察。

3. 高倍镜观察

上皮细胞呈柱状,胞质着浅红色,胞核呈椭圆形或长杆状,呈紫蓝色,位置靠近细胞基底部。

(四)假复层纤毛柱状上皮(pseudostratified ciliated columnar epithelium)(见彩图 4)

染色方式:HE。

1. 肉眼观察

切片是气管横切面,呈圆形或半弧形(有的切片呈长条片状)。在管腔面或半弧形切片的凹面(或长条切片的一侧)可见一细条色深的结构,即为所要观察的假复层纤毛柱状上皮。

2. 低倍镜观察

上皮较厚,可见细胞核位置高低不同,呈蓝紫色;上皮游离面有纤毛,基底面可见一条粉红色深染的线状结构,即基膜。

3. 高倍镜观察

上皮细胞的形态在切片上分辨不清,但可根据细胞核的位置及形态区别几种细胞,切片上看起来像复层,实际上是单层。紧贴基膜的一部分细胞核小,着色深,是锥体形细胞的核;中间的一部分细胞核呈卵圆形,是梭形细胞的核;近游离面的细胞核为椭圆形,是柱状细胞的核。柱状细胞的游离面有纤毛。在柱状细胞之间夹有杯状细胞,因杯状细胞的黏原颗粒被溶解,故不着色,呈空泡状,底部狭窄,胞核位于狭窄处上方。

（五）复层扁平上皮（stratified squamous epithelium）（见彩图 5）

染色方式：HE。

1. 肉眼观察

切片是食管横切面，管腔面收缩形成许多皱襞。沿管腔表面有一层紫蓝色结构，即为复层扁平上皮。

2. 低倍镜观察

观察复层扁平上皮，其细胞层数从数层到十数层不等，基底面呈波浪状与结缔组织连接。结缔组织形成乳头突到基底层的凹面。从基底面到游离面，细胞分界不清，但可从细胞核的形态变化观察其特点。

3. 高倍镜观察

从基底面到游离面观察各层上皮细胞的形态特点，基底层细胞矮柱状（一层），核呈卵圆形，着色深，排列紧密。中间层由数层多边形细胞构成，细胞分界清楚（细胞间的分界线实为细胞间质），胞质着色浅，胞核圆，多位于细胞中央，核仁清晰可见。近游离面可见数层扁平细胞，胞核扁椭圆形，其长轴与表面平行。

（六）变移上皮（transitional epithelium）（见彩图 6）

染色方式：HE。

1. 肉眼观察

玻片上有两条厚薄不一的组织，其中较厚的一条是收缩状态的膀胱壁，它有一个面可见波浪状突起，即为管腔面，其表面呈紫蓝色的结构即为变移上皮。另一条较薄的组织是扩张状态的膀胱壁。

2. 低倍镜观察

收缩状态的膀胱壁有突起的一面，沿突起表面观察可见变移上皮，上皮细胞层数为2~4层，基底层与结缔组织连接面较平，扩张状态的变移上皮细胞层数为4~8层，游离面和基底面都较平整。

3. 高倍镜观察

膀胱收缩状态时，细胞层数多，表层细胞体积大，呈立方形或倒置的梨形，称为盖细胞。中间层细胞呈多边形或不规则形，基底层细胞呈矮柱状。扩张状态的膀胱，变移上皮薄，层数少且各层细胞趋向扁平。

三、示教

内皮。

染色方式:HE。

高倍镜观察:先找到毛细血管腔面,观察内皮,可见一层细胞连接而成,胞质少,故染色较浅,细胞核呈扁椭圆形,染成蓝色,略凸向腔内面。

四、思考题

1. 如何在器官切片中迅速找到上皮组织的分布部位?
2. 复层扁平上皮和变移上皮在形态结构和功能上有何不同?

习　　题

一、单项选择题

1. 被覆上皮的分类依据是(　　)。

A. 细胞的形态　　　B. 细胞的数量　　　C. 细胞的层数和表层细胞的形态

D. 细胞的数量　　　E. 分布和功能

2. 以下腔内衬覆单层扁平上皮的器官是(　　)。

A. 气管　　　B. 食管·　　　C. 膀胱　　　D. 血管　　　E. 小肠

3. 单层立方上皮分布于以下哪一器官或结构?(　　)

A. 食管　　　　　B. 肾远曲小管　　　　　C. 肾小囊壁层

D. 气管　　　E. 膀胱

4. 以下对小肠单层柱状上皮的描述,哪一项是错误的?(　　)

A. 大部分细胞呈柱状

B. 细胞核靠近基底部

C. 极性明显,细胞游离面均有纹状缘结构

D. 细胞侧面近顶部处有紧密连接

E. 所有组成细胞均位于基膜上

5. 假复层纤毛柱状上皮主要分布于(　　)。

A. 食管　　　B. 气管　　　C. 膀胱　　　D. 心脏　　　E. 睾丸

6. 角化与未角化复层扁平上皮最大的区别在于(　　)。

A. 细胞数量　　　　　B. 细胞形态　　　　　C. 细胞大小

D. 细胞层数　　　　　E. 浅表层细胞是否含细胞核

7. 呼吸道的黏膜上皮中出现复层扁平上皮,此现象称为(　　)。

A. 上皮的修复　　　　B. 上皮的更新　　　　C. 上皮的化生

D. 上皮的生理性再生　　E. 上皮的病理性再生

8. 下列哪一器官的黏膜上皮是复层扁平上皮？（　　）

A. 食管　　　B. 小肠　　　C. 膀胱　　　D. 胃　　　E. 气管

9. 以下关于变移上皮的描述，正确的是（　　）。

A. 分布于心血管腔面　　　　B. 游离面有大量纤毛

C. 游离面有大量微绒毛　　　D. 基底面凹凸不平

E. 细胞层数和浅层细胞形状可发生变化

10. 变移上皮分布于以下哪一器官？（　　）

A. 膀胱　　　B. 阴道　　　C. 食管　　　D. 胃　　　E. 气管

11. 微绒毛内纵行排列的结构是（　　）。

A. 微管　　　B. 微丝　　　C. 中间丝　　　D. 微体　　　E. 线粒体

12. 纤毛内纵行排列的结构是（　　）。

A. 微管　　　B. 微丝　　　C. 中间丝　　　D. 微体　　　E. 线粒体

13. 一般单层柱状上皮细胞间的连接结构由浅到深依次是（　　）。

A. 桥粒，紧密连接，黏着小带　　　B. 紧密连接，黏着小带，桥粒

C. 黏着小带，桥粒，紧密连接　　　D. 紧密连接，桥粒，黏着小带

E. 桥粒，黏着小带，紧密连接

14. 上皮细胞侧面不存在哪一种细胞连接？（　　）

A. 黏着小带（中间连接）　　　B. 半桥粒　　　C. 桥粒

D. 紧密连接　　　　　　　　　E. 缝隙连接

15. 具有屏障作用的细胞连接是（　　）。

A. 黏着小带（中间连接）　　　B. 半桥粒　　　C. 桥粒

D. 紧密连接　　　　　　　　　E. 缝隙连接

16. 以下关于腺的描述，正确的是（　　）。

A. 指有吸收和分泌功能的器官　　B. 指以腺上皮为主要成分的器官

C. 指以腺细胞为主要成分的组织　　D. 腺的分泌物称激素

E. 腺的分泌物均经导管排至体表或器官腔内

17. 以下对于质膜内褶的描述，哪一项是错误的？（　　）

A. 位于上皮细胞的基底面

B. 是细胞基底面的细胞膜折向胞质而形成的

C. 内褶间分布着较多的粗面内质网和高尔基复合体

D. 此结构可扩大细胞基底部的表面积

E. 此结构与电解质及水分吸收有关

二、名词解释

1. 内皮。
2. 间皮。
3. 腺上皮。
4. 盖细胞。
5. 微绒毛。
6. 纤毛。

三、问答题

1. 简述上皮组织的结构特点。
2. 试比较复层扁平上皮与变移上皮的异同。
3. 试比较微绒毛与纤毛的异同。
4. 试从功能角度阐述各种细胞连接的结构特点。

四、填图题

在横线处填入图 2.1 中对应部位的名称。

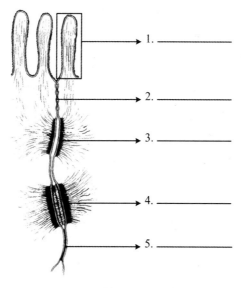

1. _____
2. _____
3. _____
4. _____
5. _____

图 2.1

参 考 答 案

一、单项选择题

1. C 2. D 3. B 4. C 5. B 6. E 7. C 8. A 9. E 10. A 11. B 12. A 13. B 14. B 15. D 16. B 17. C

二、名词解释

1. 内皮:衬贴在心、血管和淋巴管腔面的单层扁平上皮称为内皮,其表面光滑,有利于血液和淋巴的流动。

2. 间皮:分布在胸膜、腹膜、心包膜表面的单层扁平上皮称为间皮,其表面湿润光滑,可减少器官活动的摩擦。

3. 腺上皮:由腺细胞组成的以分泌功能为主的上皮。

4. 盖细胞:变移上皮的表层细胞可覆盖几个中间层细胞,称为盖细胞。

5. 微绒毛:上皮细胞游离面伸出的微细指状突起,在电镜下清晰可见,使细胞表面积显著增大,有利于细胞的吸收功能。

6. 纤毛:上皮细胞游离面伸出的粗而长的突起,具有节律性定向摆动的能力。

三、问答题

1. 简述上皮组织的结构特点。

答:(1) 细胞数量多,排列紧密,细胞外基质少;

(2) 细胞具有极性,在各表面形成了与功能相适应的结构;

(3) 上皮内大多无血管,神经末梢丰富;

(4) 基底面附有基膜。

2. 试比较复层扁平上皮与变移上皮的异同。

答:(1) 相同点:复层扁平上皮与变移上皮同属复层的被覆上皮。

(2) 不同点:① 复层扁平上皮浅层为扁平细胞,变移上皮浅层为盖细胞,形态可随器官收缩与扩张状态而变化;② 角化的复层扁平上皮表面有角化层,而变移上皮表面不形成角化层;③ 变移上皮细胞形状和层数可随所在器官收缩与扩张状态而发生变化,复层扁平上皮则不会;④ 复层扁平上皮与结缔组织连接面凹凸不平,而变移上皮与结缔组织连接较平坦;⑤ 复层扁平上皮分布于口腔、食管、阴道和皮肤表皮处,变移上皮分布于排尿管道腔面。

3. 试比较微绒毛与纤毛的异同。

答:(1) 相同点:微绒毛与纤毛都是上皮细胞游离面的胞膜和胞质伸出的突起,扩大细胞的表面积。

(2) 不同点:① 微绒毛是微细的突起,纤毛是粗而长的突起;② 微绒毛内为纵行排列的微丝,纤毛内为9+2模式的微管;③ 微绒毛主要参与细胞的吸收,纤毛具有节律性定向摆动的能力。

4. 试从功能角度阐述各种细胞连接的结构特点。

答:要点为紧密连接、黏着小带、桥粒、缝隙连接四种连接。

桥粒和黏着小带属于机械性连接,连接的细胞膜胞质面都有致密物,分别有中间丝和微丝附着,紧密连接的主要功能是在细胞间隙形成屏障,阻挡物质通过细胞间隙,缝隙连接使相邻细胞间小分子物质得以交换。

四、填图题

1. 微绒毛。2. 紧密连接。3. 黏着小带。4. 桥粒。5. 缝隙连接。

(王健君　李晓敏)

第三章 结缔组织

一、实验目的

1. 掌握疏松结缔组织在组织切片上的形态结构特点。
2. 了解致密结缔组织和脂肪组织的形态结构特点。

【实验课考试考点】

疏松结缔组织;成纤维细胞;巨噬细胞;胶原纤维;弹性纤维;脂肪细胞;网状纤维。

二、实验内容

（一）疏松结缔组织铺片（见彩图 7）

染色方式:特殊染色。

为显示疏松结缔组织中巨噬细胞的形态特点,应向活体动物腹腔内注射台盼蓝染料,隔一段时间处死,取其肠系膜,用分离针分离后平铺于载玻片上,经固定、脱水和复合染色后即可在镜下观察。这种铺片在光学显微镜下可见两种纤维(胶原纤维、弹性纤维)和两种细胞(成纤维细胞、巨噬细胞),如经甲苯胺蓝染色可见肥大细胞。

1. 低倍镜观察

选择薄且较透明的部位观察。较粗的粉红色纤维是胶原纤维。混杂在胶原纤维之间的细如发丝的紫色纤维即为弹性纤维。弹性纤维常为单条直行,有分支、交织,断端常卷曲。上述纤维之间有成纤维细胞和巨噬细胞。

2. 高倍镜观察

选择纤维较分散、细胞较多的部位观察,可见下列细胞:

（1）成纤维细胞

成纤维细胞只能看见浅蓝色椭圆形细胞核,胞核中有 1～2 个核仁。细胞质染色很浅,隐约可见淡紫色的细胞轮廓,有的细胞质模糊不清。此种细胞量最多。

（2）巨噬细胞

巨噬细胞的细胞轮廓清楚,形态多样,呈卵圆形或不规则形;细胞核小,着色深（注意与成纤维细胞比较）,胞质中可见吞噬的紫蓝色台盼蓝染料颗粒。

（3）肥大细胞

肥大细胞的胞体呈圆形或卵圆形,胞质中充满粗大的具有异染性水溶性的嗜碱性颗粒（因颗粒极易溶于水,故该细胞在切片中常不显示）。

（二）疏松结缔组织切片

染色方式:HE。

1. 低倍镜观察

找到染色稍浅区域,即为疏松结缔组织切面。

2. 高倍镜观察

在疏松结缔组织切片中,主要能看到的是胶原纤维和成纤维细胞。胶原纤维染成粉红色,被切成长短不一的纵、横和斜三种断面。成纤维细胞分散在纤维束之间,胞质不明显,只见椭圆形和梭形的细胞核。在纤维束之间可以看到一些小血管的横、斜切面。疏松结缔组织切片中的其他细胞和纤维需用特殊染色才能看到。

（三）致密结缔组织（dense connective tissue）（见彩图 8）

染色方式:HE。

1. 低倍镜观察

可见粗大的胶原纤维束排列紧密,纵横交织。胶原纤维数量多且排列比疏松结缔组织紧密,成纤维细胞分布在胶原纤维之间,可见细胞核呈蓝紫色。

2. 高倍镜观察

成纤维细胞的胞核呈扁椭圆形,胞质不明显。

（四）脂肪组织（adipose tissue）（见彩图 9）

染色方式:HE。

1. 低倍镜观察

找到圆形或不规则形呈空泡状的脂肪细胞。许多空泡状的脂肪细胞聚集成团,被结缔组织包裹形成脂肪小叶。

2. 高倍镜观察

脂肪细胞较大,呈圆形、椭圆形或不规则形。胞质中的脂滴在制片过程中被有机溶剂溶解而呈空泡状,胞核呈梭形紫蓝色,胞核及少量呈粉红色的胞质被脂滴挤压到细胞一侧。

（五）网状组织（reticular tissue）（见彩图 10）

染色方式：镀银染色。

低倍镜观察：网状纤维呈细丝状，被染成棕黑色，相互交织成网。

三、示教

浆细胞。

染色方式：HE。

高倍镜观察：细胞呈卵圆形，胞质嗜碱性强，染成蓝紫色，近核处有一浅的亮区；核常位于细胞的一端，核染色质致密呈块状，多位于核膜内侧，呈辐射状排列。

四、思考题

1. 在组织切片上如何区分上皮组织和结缔组织？

2. 在 HE 染色铺片标本上，可见到疏松结缔组织的哪些成分？哪些成分看不到？为什么？

习　　题

一、单项选择题

1. 以下有关疏松结缔组织特征的描述，错误的是（　　）。

A. 细胞数量少，细胞外基质多

B. 纤维和基质属于细胞外基质

C. 细胞有极性，分散于细胞外基质中

D. 基质的化学成分主要是蛋白聚糖

E. 蛋白聚糖聚合体形成有许多微孔的分子筛

2. 成纤维细胞转变为纤维细胞表示其（　　）。

A. 功能旺盛　　　　　B. 功能静止　　　　　C. 进入衰老状态

D. 准备分裂增生　　　E. 即将死亡

3. 以下关于成纤维细胞特点的描述,哪一项说法错误?（   ）

A. 功能活跃时细胞较大,多突起

B. 细胞质丰富,呈嗜酸性

C. 细胞核大,呈卵圆形,染色浅

D. 处于静止状态的成纤维细胞粗面内质网少

E. 处于静止状态时呈长梭形,细胞核变小,染色深,此时称为纤维细胞

4. 下列不是巨噬细胞的特点的是（   ）。

A. 形态多样,有圆形、椭圆形或不规则形　　　　B. 细胞核小,染色深

C. 可趋化性定向运动,吞噬能力强　　　　D. 滑面内质网多,溶酶体少

E. 胞质丰富,含空泡和吞噬颗粒

5. 结缔组织中能产生肝素的细胞是（   ）。

A. 肥大细胞　　　　　　B. 浆细胞　　　　　　C. 成纤维细胞

D. 巨噬细胞　　　　　　E. 脂肪细胞

6. 以下与花粉引起的过敏反应有关的细胞是（   ）。

A. 成纤维细胞和巨噬细胞　　　　　　B. 巨噬细胞和浆细胞

C. 肥大细胞和浆细胞　　　　　　D. 肥大细胞和单核细胞

E. 单核细胞和成纤维细胞

7. 以下对于浆细胞的描述,哪一项是错误的?（   ）

A. 细胞呈圆形或卵圆形

B. 细胞核圆形,常偏于细胞一侧,核内染色质丰富,成辐射状排列

C. 细胞质呈嗜碱性,核旁有一浅的染区

D. 电镜下可见胞质内含大量的滑面内质网和发达的高尔基复合体

E. 可产生抗体,参与免疫反应

8. 以下哪一种细胞不参与机体的免疫反应?（   ）

A. 成纤维细胞　　　　　B. 淋巴细胞　　　　　C. 巨噬细胞

D. 肥大细胞　　　　　　E. 浆细胞

9. 以下哪一项不是肥大细胞的特点?（   ）

A. 细胞较大,呈圆形或椭圆形

B. 细胞核圆形且小,染色深

C. 胞质内充满了粗大嗜酸性分泌颗粒

D. 可含有或分泌肝素、组胺和嗜酸性粒细胞趋化因子

E. 常沿小血管和淋巴管分布,主要参与机体的过敏反应

10. 以下具有吞噬功能的细胞是（   ）。

A. 成纤维细胞和巨噬细胞　　　　　　B. 巨噬细胞和浆细胞

C. 肥大细胞和浆细胞   D. 肥大细胞和中性粒细胞

E. 巨噬细胞和中性粒细胞

11. 可称为嗜银纤维的是(   )。

A. 胶原纤维   B. 弹性纤维   C. 网状纤维

D. 胶原原纤维   E. 肌原纤维

12. 肿瘤细胞等可产生哪种物质破坏基质的防御屏障?(   )

A. 透明质酸酶   B. 胶原蛋白酶   C. 酸性磷酸酶

D. 碱性磷酸酶   E. 溶菌酶

13. 以下哪一项不是单泡脂肪细胞的特点?(   )

A. 细胞大,常呈球形,胞质内含一大脂滴

B. 细胞核呈扁圆形,居于细胞的中央

C. 细胞质被挤到细胞周缘

D. 在 HE 染色下,细胞内的脂滴被溶解而呈空泡状

E. 具有参与贮存脂肪等作用

14. 组织液来源于(   )。

A. 毛细血管动脉端   B. 毛细血管静脉端   C. 毛细血管

D. 毛细淋巴管   E. 毛细淋巴管盲端

15. 对于网状组织的描述,哪一项不正确?(   )

A. 由网状细胞和网状纤维组成

B. 网状纤维交织成网

C. 网状纤维产生网状细胞

D. 主要构成造血组织和淋巴组织的支架

E. 形成血细胞增殖分化的微环境

16. 以下哪一种细胞不产生纤维和基质?(   )

A. 成纤维细胞   B. 成软骨细胞   C. 成骨细胞

D. 肥大细胞   E. 腱细胞

二、名词解释

1. 弹性组织。

2. 分子筛。

3. 组织液。

4. 巨噬细胞趋化性。

三、问答题

1. 试述结缔组织的结构特点。

2. 试述巨噬细胞的形态特点和主要功能。

3. 试述局部创伤并伴有炎症时结缔组织内巨噬细胞和成纤维细胞的反应。

4. 试述结缔组织中与花粉导致的过敏反应有关的细胞有哪些,并阐述其相关作用。

四、填图题

在横线处填入图3.1中对应部位的名称。

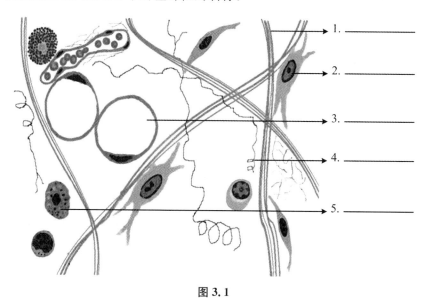

1. ＿＿＿＿＿＿＿＿

2. ＿＿＿＿＿＿＿＿

3. ＿＿＿＿＿＿＿＿

4. ＿＿＿＿＿＿＿＿

5. ＿＿＿＿＿＿＿＿

图 3.1

参 考 答 案

一、单项选择题

1. C 2. B 3. B 4. D 5. A 6. C 7. D 8. A 9. C 10. E 11. C
12. A 13. B 14. A 15. C 16. D

二、名词解释

1. 弹性组织:弹性组织是以弹性纤维为主的致密结缔组织。

2. 分子筛:大量蛋白聚糖聚合体形成有许多微孔的分子筛,使基质成为限制细菌等有害物扩散的防御屏障。

3. 组织液:在毛细血管动脉端,溶解有电解质、单糖、气体分子等小分子的水通过毛细血管壁,渗入基质内形成的液体,组织液不断更新形成细胞赖以生存的体液环境。

4. 巨噬细胞趋化性:巨噬细胞受到细菌产物、炎症变性蛋白等物质刺激后,伸出伪足定向移动到产生和释放这些化学物质的部位,这种特性称为巨噬细胞趋化性。

三、问答题

1. 试述结缔组织的结构特点。

答:① 细胞数量较上皮组织少,散在分布于细胞外基质内,细胞外基质多;② 细胞无极性;③ 结缔组织分布广泛,形态多样;④ 具有丰富的血管,没有基膜。

2. 试述巨噬细胞的形态特点和主要功能。

答:(1) 特点:形态多样,功能活跃者,常有伪足,细胞核小着色深,胞质丰富,多呈嗜酸性,可有异物颗粒或空泡,在电镜下,细胞表面有许多皱褶、微绒毛。胞质内含大量溶酶体、吞噬体、吞饮泡及残余体,有数量不等的粗面内质网、高尔基复合体。

(2) 功能:① 吞噬作用;② 抗原呈递作用;③ 分泌功能。

3. 试述局部创伤并伴有炎症时结缔组织内巨噬细胞和成纤维细胞的反应。

答:局部创伤并伴有炎症处,巨噬细胞在细菌产物、炎症变性蛋白质等化学物质刺激下做定向移动,聚集到产生和释放这些化学物质的部位,吞噬细菌、细菌产物、炎症变性蛋白质等,将其消化分解,并将其中的抗原物质呈递给 T 淋巴细胞。同时纤维细胞转变为成纤维细胞,产生新的细胞外基质,形成瘢痕,参与创伤修复。

4. 试述结缔组织中与花粉导致的过敏反应有关的细胞有哪些,并阐述其相关作用。

答:与花粉导致的过敏反应有关的细胞包括浆细胞、肥大细胞、嗜碱性粒细胞和嗜酸性粒细胞等。浆细胞受到花粉刺激后,产生抗体 IgE,肥大细胞和嗜碱性粒细胞表面有大量 IgE 受体,结合后,机体对过敏原处于致敏状态,当再次接触同种花粉后,激活而脱颗粒,释放组胺、白三烯等物质引起过敏反应,发生过敏反应时,嗜酸性粒细胞移向过敏反应部位,抑制过敏反应。

四、填图题

1. 胶原纤维。2. 成纤维细胞。3. 脂肪细胞。4. 弹性纤维。5. 巨噬细胞。

(王健君　李晓敏)

第四章 血 液

一、实验目的

1. 掌握瑞氏染色血涂片中红细胞及各类白细胞的形态;熟悉血小板的形态。
2. 熟悉白细胞分类计数方法。

【实验课考试考点】

红细胞;中性粒细胞;嗜酸性粒细胞;嗜碱性粒细胞;单核细胞;淋巴细胞;血小板。

二、实验内容

(一)血涂片(见彩图 11～彩图 15)

染色方式:吉姆萨(Giemsa)染液染色或瑞氏(Wright)染液染色。

1. 肉眼观察

经染色后的血涂片为淡橘红色,因制作方法不同于切片,其外观也有别于切片材料,涂片标本一般较细腻、平整。

2. 低倍镜观察

数量众多的红细胞分散或成群附着于玻片上,在红细胞群之间可看到细胞核中染成紫蓝色的白细胞。挑选白细胞较集中的区域,转动至油镜,对各类血细胞逐一仔细观察。

3. 油镜观察

(1) 红细胞(erythrocyte,red blood cell)

红细胞为镜下的主要细胞,红色,体积大小较接近,直径约 7.5 μm,细胞无核,多数细胞周边着色较深,中央着色浅。

(2) 白细胞(leukocyte,white blood cell)

观察时应根据细胞大小、胞质内特殊颗粒的类型、胞质染色特征和细胞核形态及分叶特征,区分出 5 种不同类型的白细胞:中性粒细胞、嗜酸性粒细胞、嗜碱性粒细胞、淋巴细胞和单核细胞。

① 中性粒细胞:中性粒细胞数量最多,细胞核呈弯曲杆状或分叶,有 2~5 叶,分叶间有细丝相连,胞质呈浅红色,胞质内隐约可见数量较多、细小均匀染成淡紫红色的颗粒。

② 嗜酸性粒细胞:嗜酸性粒细胞在涂片上较难找到。胞体较大、圆形,数量少于中性粒细胞,核形态较饱满,以 2~3 叶多见,呈眼镜状,核染色较中性粒细胞浅,且核外形较丰满。胞质内充满粗大的橘红色嗜酸性颗粒,折光性强。

③ 嗜碱性粒细胞:嗜碱性粒细胞数量最少,故涂片上极难找到。细胞大小与中性粒细胞相近。细胞核着色浅,呈 S 形或不规则形,轮廓模糊。细胞呈圆形,胞质内可见分布不均、形态不规则、大小不等的染成紫蓝色的颗粒,常覆盖细胞核。

④ 淋巴细胞:可以观察到中、小淋巴细胞两种。小淋巴细胞数量较多,小淋巴细胞呈圆形,一侧常可见到凹痕,体积大小与红细胞相近,核大呈圆形,核因异染色质多聚集成块而染成深蓝色,少量天蓝色胞质环绕胞核。中淋巴细胞体积较大,以卵圆形多见,核染色质略稀疏,染色较浅,胞质较小淋巴细胞多。

⑤ 单核细胞:单核细胞为体积最大的白细胞,细胞形态以卵圆、椭圆多见,细胞核呈肾形或马蹄形。胞质较丰富,染色呈灰蓝色,胞质内可见少量嗜天青颗粒。

(3) 血小板(blood platelet)

血小板体积较小,形态多样,在制作血涂片时,常发生凝集,造成分布上的不均等和成群现象,观察时应注意。

血液中各类白细胞是有一定比例的,临床上常用百分比来记述(又称为白细胞分类计数)。当患某些疾病时,白细胞的分类计数也会相应地发生改变。学会计数方法有助于了解疾病情况和帮助诊断。

计数方法如下:

① 选择血涂片均匀、染色较浅的部位置于低倍镜下。首先认出无细胞核且数目最多的红细胞,其次找出细胞核染成紫蓝色的各种白细胞,转高倍镜下观察。

② 在高倍镜下辨认各种白细胞。按顺序移动血涂片,把每个视野内所观察的白细胞分别分类记录于白细胞分类计数表内,至细胞总数为 100 个时,即可计算出各种白细胞的百分比计数。

三、示教

网织红细胞。

染色方式:煌焦油蓝染色法。

取一滴血液与煌焦油蓝染液混合,制成涂片。在油镜下,观察红细胞胞质内蓝色的丝网状结构。

四、思考题

依据细胞特点如何区分血涂片中的各种血细胞?

习 题

一、单项选择题

1. 抽取血液抗凝后离心沉淀,血液分为三层,从上至下依次为( )。

A. 血清,白细胞和血小板,红细胞 B. 血清,红细胞,白细胞和血小板

C. 血清,红细胞和血小板,白细胞 D. 血浆,白细胞和血小板,红细胞

E. 血浆,红细胞,白细胞和血小板

2. 正常情况下血浆约占血液容积的( )。

A. 40% B. 45% C. 55% D. 60% E. 65%

3. 观察血涂片常用的方法是( )。

A. HE 染色法 B. PAS 染色法 C. 甲苯胺蓝染色法

D. 镀银染色法 E. Wright 或 Giemsa 染色法

4. 以下对于红细胞的描述,哪一项是错误的?( )

A. 呈双凹圆盘状,中央较薄,周边较厚,直径约 $7.5\ \mu m$

B. 呈双凸圆盘状,中央较厚,周边较薄,直径约 $7.5\ \mu m$

C. 大量红细胞肉眼观察呈红色

D. 成熟的红细胞无细胞核和其他细胞器,细胞质中充满了血红蛋白

E. 红细胞具有形态的可变性

5. 红细胞膜骨架的主要成分有( )。

A. 核蛋白和血红蛋白 B. 血影蛋白和血红蛋白

C. 血影蛋白和肌动蛋白 D. 血红蛋白和肌动蛋白

E. 血影蛋白和核蛋白

6. RBC 的平均寿命一般为( )。

A. 数周 B. 数天 C. 半年左右

D. 一年左右 E. 120 天左右

7. 煌焦油蓝染色显示网织红细胞内蓝色的细网或颗粒,电镜下是(　　)。

A. 残留的粗面内质网　　　　　　B. 残留的滑面内质网

C. 残留的核糖体　　　　　　　　D. 残留的高尔基复合体

E. 残留的线粒体

8. 成人的网织红细胞占红细胞总数的(　　)。

A. 0.5%~1.5%　　　　　B. 3%~8%　　　　　C. 0.5%~3%

D. 10%~20%　　　　　E. 20%~30%

9. 区分有粒白细胞与无粒白细胞的主要依据是(　　)。

A. 细胞大小不同　　　　　　　　B. 细胞有无吞噬功能

C. 细胞核有无分叶　　　　　　　D. 细胞内有无特殊颗粒

E. 细胞内有无嗜天青颗粒

10. 关于血清的成分,以下哪一项是错误的?(　　)

A. 白蛋白　　　　　　B. 球蛋白　　　　　　C. 纤维蛋白原

D. 葡萄糖　　　　　　E. 代谢产物

11. 机体受细菌严重感染时,何种白细胞显著增高?(　　)

A. 中性粒细胞　　　　B. 嗜酸性粒细胞　　　　C. 嗜碱性粒细胞

D. 单核细胞　　　　　E. 淋巴细胞

12. 中性粒细胞的嗜天青颗粒内含有(　　)。

A. 吞噬素和组胺　　　　　　　　B. 碱性磷酸酶

C. 溶菌酶和吞噬素　　　　　　　D. 酸性磷酸酶和髓过氧化物酶

E. 组胺和肝素

13. 中性粒细胞的特殊颗粒内含有(　　)。

A. 溶菌酶和吞噬素　　　　　　　B. 碱性磷酸酶和髓过氧化物酶

C. 酸性磷酸酶和髓过氧化物酶　　D. 水解酶和吞噬素

E. 髓过氧化物酶和吞噬素

14. 患过敏性疾病或寄生虫病时,血液中(　　)。

A. 中性粒细胞增多　　　　　　　B. 嗜酸性粒细胞增多

C. 嗜碱性粒细胞增多　　　　　　D. 单核细胞增多

E. 淋巴细胞增多

15. 以下有关单核细胞的描述,哪一项是错误的?(　　)

A. 是体积最大的血细胞　　　　　B. 细胞核多呈肾形

C. 胞质染成灰蓝色　　　　　　　D. 胞质内无颗粒

E. 在血液中停留 12~48 h

16. 血小板的功能包括(　　)。

A. 参与止血过程　　　　　　B. 参与凝血过程

C. 保护血管内皮,参与内皮修复　D. 防止动脉硬化

E. 以上都是

二、名词解释

1. 血象。

2. 血浆。

3. 血清。

4. 网织红细胞。

5. 嗜天青颗粒。

三、问答题

1. 简述人成熟红细胞的形态结构和功能。

2. 简述白细胞的正常值、分类及各类白细胞所占的比例。

3. 何谓中性粒细胞的"核左移"或"核右移"? 它们预示机体可能有何病症?

四、填图题

在横线处填入图 4.1 中对应部位的名称。

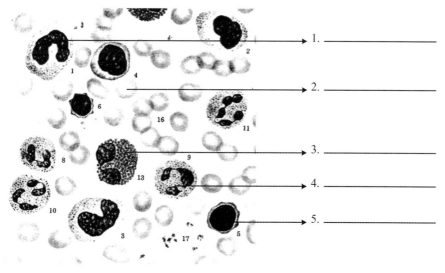

1. _____

2. _____

3. _____

4. _____

5. _____

图 4.1

参 考 答 案

一、单项选择题

1. D 2. C 3. E 4. B 5. C 6. E 7. C 8. A 9. D 10. D 11. A
12. D 13. A 14. B 15. D 16. E

二、名词解释

1. 血象:血象是血细胞的形态、数量、百分比和血红蛋白的测定结果,为患病时诊断疾病的重要指标。

2. 血浆:相当于细胞外基质,主要成分是水,其余为血浆蛋白(白蛋白、球蛋白、纤维蛋白原等)脂蛋白、酶、激素、无机盐等。

3. 血清:在体外,血液静置后溶解状态的纤维蛋白原转为不溶解的纤维蛋白,析出淡黄色清亮液体,称为血清。

4. 网织红细胞:网织红细胞为未完全成熟的红细胞,细胞内尚残留部分核糖体,用煌焦油蓝染色呈细网状。

5. 嗜天青颗粒:嗜天青颗粒是白细胞胞质中的一种颗粒,是一种溶酶体。其内含有酸性磷酸酶和过氧化物酶等,能消化分解吞噬的异物等。

三、问答题

1. 简述人成熟红细胞的形态结构和功能。

答:(1) 形态结构:直径约 $7.5~\mu\mathrm{m}$,双凹圆盘状,无核、无细胞器,胞质内因充满血红蛋白(Hb)而呈红色。

(2) 功能:血红蛋白具有结合 O_2 和 CO_2 的功能,所以红细胞能供给全身细胞所需 O_2 和带走大部分 CO_2。

2. 简述白细胞的正常值、分类及各类白细胞所占的比例。

答:(1) 白细胞$(4.0\sim10)\times10*/L$。

(2) 有粒白细胞:中性粒细胞$(50\%\sim70\%)$嗜酸性粒细胞$(0.5\%\sim3\%)$嗜碱性粒细胞$(0\%\sim1\%)$。

(3) 无粒白细胞:淋巴细胞$(25\%\sim30\%)$。

(4) 单核细胞$(3\%\sim8\%)$。

3. 何谓中性粒细胞的"核左移"或"核右移"？它们预示机体可能有何病症？

答：中性粒细胞的细胞核呈杆状或分叶状，当杆状核与 2 分叶核的细胞增多时，称核左移，预示机体可能受到细菌严重感染，导致大量新生细胞从骨髓进入血液。若 4～5 叶核的细胞增多时，称核右移，表明骨髓造血功能发生障碍。

四、填图题

1. 单核细胞。2. 红细胞。3. 嗜酸性粒细胞。4. 中性粒细胞。5. 淋巴细胞。

（王友娣）

第五章 软 骨 和 骨

一、实验目的

1. 掌握软骨组织的基本结构。
2. 掌握骨组织及密质骨的结构。

【实验课考试考点】

软骨细胞;同源细胞群;软骨囊;骨单位;骨陷窝;骨小管;中央管。

二、实验内容

(一) 透明软骨(hyaline cartilage)(见彩图 16)

染色方式:HE。

1. 低倍镜观察

从软骨表面向中心的顺序观察。

(1) 软骨膜

软骨膜位于透明软骨表面(注意是在整个软骨组织的周围),染成粉红色。由薄层致密结缔组织构成。外层胶原纤维多,细胞少;内层则相反。

(2) 软骨组织

软骨组织基质着色深浅不一,呈浅粉红色或蓝色或紫蓝色。软骨细胞周围的基质呈强嗜碱性。软骨细胞的大小、形状和分布在软骨内有一定的规律,靠近软骨膜的细胞较小,呈扁圆形,单个分布,长轴与软骨表面平行排列;越靠近软骨中央,细胞逐渐增大,呈圆形或椭圆形,且单个分布逐渐变为成群分布。常见 2~8 个软骨细胞聚集在一起(即同源细胞群)。

2. 高倍镜观察

(1) 软骨囊

软骨囊为软骨细胞周围的基质,嗜碱性强,染色较深,形似囊状包围软骨细胞。

（2）软骨细胞

软骨细胞位于软骨陷窝内,细胞呈圆形或椭圆形,胞质少,细胞核小而圆,核仁明显。由于在制片过程中,经固定和脱水后,细胞收缩。因此,细胞与软骨囊之间出现透亮的空隙,此为陷窝的一部分。在活体上软骨细胞占据整个软骨陷窝。

（二）骨磨片（见彩图 17）

染色方式:大力紫浸染。

1. 肉眼观察

大力紫浸染的骨磨片呈紫蓝色。

2. 低倍镜观察

镜下可见许多同心圆排列的结构,即为哈弗斯系统(骨单位)。每个哈弗斯系统的中央有一管腔为中央管,管腔内沉积着紫蓝色的染料。哈弗斯骨板围绕中央管呈同心圆排列。一些中央管之间相连通的管道为穿通管。哈弗斯系统之间可见一些不规则的骨板,即间骨板。

3. 高倍镜观察

选择一个结构清晰的哈弗斯系统观察:以中央管为中心,可见数层哈弗斯骨板呈同心圆状排列。骨板内或骨板间有许多椭圆形的腔隙,即为骨陷窝(因骨陷窝内有染料而呈紫蓝色)。骨陷窝四周呈放射状地伸出许多细线样的骨小管。相邻骨陷窝之间借骨小管彼此相通。在每个哈弗斯系统表面,有折光性较强的黏合线,骨小管在此反折。

三、示教

（一）长骨的发生

染色方式:HE。

1. 肉眼观察

标本为手指的纵切面,表面为皮肤,内部有三块指骨。选择一完整的指骨观察。两端膨大为骨骺,呈浅蓝色,是透明软骨;中间较窄的部分是骨干,染成红色,骨干中间是骨组织和骨髓。

2. 低倍镜观察

指骨属于长骨,其发生方式主要是软骨内成骨。从软骨的关节面一端开始观察,逐渐向中间方向移动,依次分辨出以下结构。

（1）软骨储备区

软骨储备区是一般的透明软骨,软骨细胞小,分散存在,软骨基质呈弱嗜碱性。

（2）软骨增生区

软骨细胞增大，同源细胞群纵行排列，形成软骨细胞柱。

（3）软骨钙化区

软骨细胞肥大，胞质呈空泡状，核固缩。一些细胞退化死亡，留下大陷窝。基质较窄。有钙盐沉积，呈强嗜碱性。

（4）成骨区

在残留的灰蓝色的软骨基质表面，被覆薄层红色的新生骨组织，共同形成条索状的过渡型骨小梁，其表面有成骨细胞；骨小梁之间的腔隙是初级骨髓腔，内含造血组织（红骨髓）。该区为初级骨化中心。

（5）骨领

骨髓腔的两侧为已经形成的较厚的骨组织，为骨领（膜内成骨方式形成），嗜酸性，染成红色。可见骨陷窝及其中的骨细胞，但此时的骨组织尚属非板层骨。骨领不断增厚钙化逐渐形成骨干，这是长骨增粗的方式。

（6）骨膜

骨领表面的致密结缔组织，骨膜与骨领之间可见一层成骨细胞。

3. 高倍镜观察

着重观察成骨细胞、骨细胞和破骨细胞。

（1）成骨细胞

成骨细胞分布在骨领的外表面和成骨区新生骨组织的表面。细胞整齐排列成一层，细胞呈矮柱状、椭圆形或不规则形，胞质嗜碱性，呈紫蓝色。

（2）骨细胞

骨细胞位于骨组织中，单个散在，由于细胞收缩，其周围出现空隙，即骨陷窝。

（3）破骨细胞

破骨细胞数目较少，常位于骨组织表面的凹面，细胞体积大，呈不规则形，有多个细胞核，胞质嗜酸性强，呈红色。

（二）弹性软骨（elastic cartilage）（见彩图 18）

染色方式：弹性染色。

镜下可见软骨细胞较密集，细胞之间的基质中含有大量弹性纤维，呈紫蓝色，交织成网。

（三）纤维软骨（fibrous cartilage）

染色方式：HE。

镜下可见胶原纤维数量多，平行或交错排列。软骨细胞较小且少，散在分布于纤维束之间,常成行排列。软骨基质较少,呈弱嗜碱性。

四、思考题

1. 骨膜对软骨和骨的修复和再生有何意义?
2. 为什么骨膜移植能够治疗骨和软骨的缺损?
3. 查阅文献,了解组织工程技术在软骨和骨的研究领域中都有哪些成就。

习　　题

一、单项选择题

1. 软骨囊是指(　　　)。
A. 软骨细胞所在的小腔　　　　B. 软骨细胞周围的软骨基质
C. 软骨细胞的细胞膜　　　　　D. 软骨周围的结缔组织
E. 软骨内纤维交织形成的结构

2. 以下哪一项不是透明软骨的特点?(　　　)
A. 分布较广,包括关节软骨等
B. 肋软骨、呼吸道某些软骨也为透明软骨
C. 透明软骨新鲜时呈半透明状
D. 细胞间质中仅含少量胶原纤维,而基质十分丰富
E. 此类软骨组织内没有血管和神经

3. 透明软骨组织切片 HE 染色难分辨纤维的重要原因是(　　　)。
A. 胶原纤维平行排列
B. 胶原纤维数量少
C. 胶原原纤维很细,且折光率与基质相同
D. 纤维在 HE 染色中不着色
E. 胶原纤维数量多

4. 三种软骨在结构上的主要区别是(　　　)。
A. 纤维类型　　　　B. 软骨细胞分布　　　　C. 纤维的排列方式
D. 无定型基质成分　　E. 软骨的染色特性

5. 软骨膜的纤维主要是(　　　)。
A. 网状纤维　　　　B. 胶原纤维　　　　C. 弹性蛋白

D. 微原纤维　　　　　　E. 弹性纤维

6. 软骨细胞的营养依靠(　　　)。

A. 毛细血管直接开口于软骨陷窝　　　　B. 基质中丰富的血管

C. 基质中有少量的淋巴管　　　　D. 有软骨内小管

E. 通过基质渗透

7. 弹性软骨见于(　　　)。

A. 气管　　　B. 关节　　　C. 椎间盘　　　D. 外耳　　　E. 肋

8. 细胞内含大量溶酶体的细胞是(　　　)。

A. 成骨细胞　　　　B. 骨原细胞　　　　C. 骨细胞

D. 破骨细胞　　　　E. 以上所有的细胞

9. 相邻骨细胞突起之间有(　　　)。

A. 紧密连接　　　　B. 黏合带　　　　C. 桥粒

D. 缝隙连接　　　　E. 连接复合体

10. 以下对成骨细胞的描述,哪一项是错误的? (　　　)

A. 细胞较大,多呈矮柱状,分布在骨组织的表面

B. 细胞核呈圆形

C. 细胞质呈嗜酸性

D. 电镜下可见大量的粗面内质网和发达的高尔基复合体

E. 具有合成和分泌骨质有机成分的功能

11. 类骨质是指(　　　)。

A. 新形成尚无骨盐沉积的骨质　　　　B. 尚未形成骨板的骨质

C. 黏合线处的骨质　　　　D. 软骨雏形的基质

E. 中央管周围的骨质

12. 以下哪一种细胞属于单核吞噬细胞系统? (　　　)

A. 骨细胞　　　　B. 成纤维细胞　　　　C. 成骨细胞

D. 内皮细胞　　　　E. 破骨细胞

13. 骨基质是指(　　　)。

A. 未钙化的细胞外基质　　　　B. 骨盐

C. 无定型基质　　　　D. 钙化的细胞外基质

E. 骨细胞分泌的细胞外基质

14. 骨干内的血管走行,以下说法最准确的是(　　　)。

A. 中央管内　　　　B. 穿通管内

C. 中央管和穿通管内　　　　D. 骨小管和中央管内

E. 骨小管内

15. 以下对骨板的描述,哪一项是错误的? (　　　)

A. 胶原纤维有规律地分层排列

B. 骨细胞位于骨板之间或骨板内的骨陷窝内

C. 骨单位内相邻骨细胞突起通过骨板内的骨小管相连接

D. 同一骨板内的纤维相互平行，相邻骨板内的纤维则相互垂直

E. 同一骨板内的纤维相互垂直，相邻骨板内的纤维则相互平行

二、名词解释

1. 同源细胞群。

2. 软骨陷窝。

3. 软骨囊。

4. 类骨质。

5. 骨板。

6. 骨小管。

7. 哈弗斯系统。

三、问答题

1. 试述软骨组织的类型及各种软骨的结构特点。

2. 试述成骨细胞的来源、结构和功能。

3. 试述破骨细胞的结构和功能。

四、填图题

在横线处填入图 5.1 中对应部位的名称。

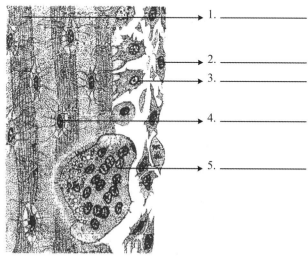

1. _____

2. _____

3. _____

4. _____

5. _____

图 5.1

参 考 答 案

一、单项选择题

1. B 2. D 3. C 4. A 5. B 6. E 7. D 8. D 9. D 10. C 11. A
12. E 13. D 14. C 15. D

二、名词解释

1. 同源细胞群:同源细胞群位于软骨中部的软骨细胞成群分布,每一群由2～6个软骨细胞聚集在一起,该群细胞皆由同一个幼稚的软骨细胞发育并分裂增生形成,故称为同源细胞群。

2. 软骨陷窝:软骨细胞被包埋在软骨基质内,其所占据的腔隙称软骨陷窝。

3. 软骨囊:软骨囊是位于软骨陷窝周围的软骨基质,因此处含较多的硫酸软骨素而呈明显的嗜碱性。从软骨周边到中部,随着软骨细胞成熟和分泌能力增强,软骨囊也越来越明显。

4. 类骨质:类骨质是新形成的细胞外基质尚无骨盐沉积,故称为类骨质。

5. 骨板:骨板是板层状的骨质结构,其纤维成分为大量平行排列的胶原纤维。骨板以成层叠加的方式聚集,同一骨板内的纤维相互平行,而相邻骨板的纤维相互垂直,这种排列方式如同多层木质胶合板,可以有效地增加骨的强度。

6. 骨小管:骨小管是从骨陷窝向四周发出的许多细小管道,为骨细胞突起所在的腔隙。

7. 哈弗斯系统:哈弗斯系统位于内、外骨板之间,数量多,以中央管为轴心,由4～20层呈同心圆桶状排列的骨板环绕而成,其方向与骨的长轴相平行。

三、问答题

1. 试述软骨组织的类型及各种软骨的结构特点。

答:根据软骨基质中所含纤维的不同,可分为透明软骨、弹性软骨和纤维软骨三种类型。透明软骨含胶原原纤维,基质嗜碱性明显,特别是软骨囊呈强嗜碱性;弹性软骨含大量弹性纤维,基质仅软骨囊呈明显嗜碱性;纤维软骨含大量粗大的胶原纤维,基质嗜酸性强,仅软骨囊处弱嗜碱性,同源细胞群的软骨细胞多排列成线性。

2. 试述成骨细胞的来源、结构和功能。

答:成骨细胞由骨祖细胞增殖分化而来,分布在骨组织表面,呈矮柱状或不规则形,通常单层排列。细胞核圆,细胞质呈嗜碱性,含丰富的粗面内质网和发达的高尔基复合体。成骨细胞具有分泌类骨质的强大能力,在分泌过程中自身被包埋、并发出许多细小突起,逐渐演变为骨细胞。在成骨过程中,成骨细胞还向类骨质中释放基质小泡,小泡内含细小的钙盐结晶,具有促进类骨质钙化成骨质的重要作用。

3. 试述破骨细胞的结构和功能。

答:破骨细胞是具有强大溶骨和溶软骨能力的细胞,数量少,散在分布于骨组织表面。细胞很大,形态不规则,多核,胞质嗜酸性强,含丰富的溶酶体和线粒体。功能活跃时呈现明显极性,紧贴骨组织一侧出现许多细小突起(称皱褶缘),周围的胞质隆起,表面光滑,紧贴骨质构成一圈胞质围墙封闭溶骨区域(称吸收陷窝)。细胞向此处释放多种水解酶和有机酸,溶解骨盐,分解有机质,故而起到破骨作用。

四、填图题

1. 骨板。2. 骨祖细胞。3. 成骨细胞。4. 骨细胞。5. 破骨细胞。

(季　娜)

第六章　肌　组　织

一、实验目的

掌握骨骼肌、心肌、平滑肌的横、纵切面的形态结构。

【实验课考试考点】

骨骼肌;心肌;闰盘;平滑肌。

二、实验内容

(一) 骨骼肌 (skeletal muscle)(见彩图 19)

染色方式:HE。

1. 肉眼观察

切片中长条形的区域为纵切面,椭圆形的区域为横切面。

纵切面:重点观察骨骼肌纤维的结构。

2. 低倍镜观察纵切面

骨骼肌纤维呈长条带状,相互平行排列。肌纤维之间有少量结缔组织构成肌内膜,内含成纤维细胞核及毛细血管。

3. 高倍镜观察纵切面(适当将视野调暗)

每条肌纤维有许多椭圆形的核,位于肌纤维的周边及两侧的肌膜下方。注意与周围结缔组织中成纤维细胞的细胞核相区别,骨骼肌纤维的核位于肌膜内侧,肌浆丰富。每条肌纤维上可见明暗相间的带,即为横波。色深的是暗带(A 带),色浅的是明带(I 带)。

横切面:重点观察骨骼肌纤维构成肌束的结构。

4. 低倍镜观察横切面

肌肉器官表面有致密结缔组织包绕为肌外膜(即深筋膜);肌外膜伸入肌肉内,将其分隔形成肌束,包裹着每一束肌纤维形成肌束膜;肌束的大小不等,形状不规则。每条肌纤维周围有薄层结缔组织的为肌内膜。

5. 高倍镜观察横切面

肌纤维的横切面呈多边形或不规则形状,大小不一。核位于肌膜内侧,呈圆形或卵圆形。肌纤维内有许多红色点状的肌原纤维,肌原纤维之间是肌浆,呈粉红色。

（二）心肌（cardiac muscle）（见彩图 20）

染色方式:HE。

1. 低倍镜观察

由于心肌纤维排列方向不一致,有纵、横、斜等切面,故要全面观察标本,熟悉各种切面的部位。肌纤维之间有结缔组织和毛细血管。

2. 高倍镜观察

注意与骨骼肌相区别。

（1）纵切面

心肌纤维较骨骼肌纤维细而短,有分支,相互吻合。细胞核呈卵圆形,位于肌纤维的中央。细胞核多为 1～2 个。细胞核周围肌浆丰富,故着色浅。衰老的心肌纤维细胞核周围可见脂褐素颗粒。心肌纤维有暗带和明带构成的横纹,但不如骨骼肌纤维明显。相邻肌纤维的连接处可见深色的线条,呈阶梯状或横线状,即闰盘。闰盘是心肌纤维特征性的结构。

（2）横切面

心肌纤维呈圆形或不规则形,大小不等。肌原纤维呈点状,着红色,分布在肌纤维的周边。细胞核位于肌纤维中央,呈圆形,有的未见核。肌浆着色甚浅,由于肌浆在核的周围较多,故在未切到核的细胞中央往往可见浅染区。

（三）平滑肌（smooth muscle）（见彩图 21）

染色方式:HE。

1. 低倍镜观察

平滑肌分两层。纵切面平滑肌纤维呈长梭形,横切面平滑肌纤维呈大小不一的圆点形。

2. 高倍镜观察

（1）纵切面

平滑肌呈梭形,相邻的肌纤维彼此交错相互嵌合,肌浆染色红,呈均质性;核位于细胞的中央,呈扁椭圆形或杆状,由于细胞收缩使核变形而呈螺旋形或边缘为锯齿形,染色质较少,故核着色较浅。

（2）横切面

平滑肌纤维呈大小不等的圆形,有的切面中央有圆形的核,由于绝大多数切到肌纤维的两端,故有的切面不见细胞核。

三、示教

1. 骨骼肌横纹

染色方式:铁苏木素染色。

镜下观察明带、暗带。

2. 闰盘

染色方式:铁苏木素染色。

镜下可见闰盘位于相邻的心肌纤维接触的地方,染色深,与肌纤维长轴垂直。

四、思考题

骨骼肌纤维的横纹是如何形成的?

习 题

一、单项选择题

1. 肌节是( )。

A. 相邻两条 Z 线间的一段肌原纤维

B. 相邻两条 Z 线间的一段肌纤维

C. 相邻两条 M 线间的一段肌纤维

D. 相邻两个 H 带间的一段肌纤维

E. 相邻两条 M 线间的一段肌原纤维

2. 肌节是由( )。

A. 1/2 A 带组成   B. A 带+I 带组成   C. A 带+A 带组成

D. 1/2 I 带组成   E. 1/2 I 带+A 带+1/2 I 带组成

3. 组成细肌丝的蛋白质是( )。

A. 肌动蛋白、肌原蛋白和肌球蛋白

B. 肌动蛋白、肌原蛋白和肌红蛋白

C. 肌动蛋白、原肌球蛋白和肌钙蛋白

D. 肌动蛋白、肌球蛋白和肌钙蛋白

E. 肌球蛋白、肌红蛋白和原肌球蛋白

4. 构成粗肌丝的蛋白质是（　　　）。

A. 肌球蛋白 　　　　　　B. 肌动蛋白 　　　　　　C. 原肌球蛋白

D. 肌原蛋白 　　　　　　E. 肌红蛋白

5. 骨骼肌纤维的横小管由（　　　）。

A. 滑面内质网形成 　　　　　　B. 粗面内质网形成

C. 高尔基复合体形成 　　　　　　D. 肌膜向肌浆内凹陷形成

E. 肌浆网形成

6. 骨骼肌纤维的 Z 线分布于（　　　）。

A. A 带中央 　　　　　　B. I 带中央 　　　　　　C. H 带中央

D. A 带、I 带交界处 　　　　E. A 带内、H 带外侧

7. 以下关于骨骼肌纤维细胞核的描述,哪一项是正确的?（　　　）

A. 一个细胞核,位于细胞中央 　　　　　　B. 多个细胞核,位于细胞中央

C. 一个细胞核,位于肌膜下 　　　　　　D. 多个细胞核,位于肌膜下

E. 以上都不对

8. 无周期性横纹的结构是（　　　）。

A. 胶原纤维 　　　　　　B. 骨骼肌纤维 　　　　　　C. 弹性纤维

D. 心肌纤维 　　　　　　E. 肌原纤维

9. 骨骼肌纤维三联体的结构是（　　　）。

A. 由一条横小管与两侧的终池构成

B. 由两条横小管及其中间终池构成

C. 由两条纵小管及其中间终池构成

D. 由一条横小管和一个终池构成

E. 以上都不对

10. 骨骼肌纤维内的终池是指（　　　）。

A. 横小管的膨大部 　　　　　　B. 细胞核附近的高尔基复合体

C. 相邻两条横小管之间的肌浆网 　　　D. 横小管两侧的肌浆网膨大汇合部

E. 肌浆网之间的小间隙

11. 骨骼肌纤维内贮存 Ca^{2+} 的结构是（　　　）。

A. 肌浆 　　　　　　B. 肌浆网 　　　　　　C. 横小管

D. 肌钙蛋白 　　　　　　E. 肌球蛋白

12. 骨骼肌纤维收缩时（　　　）。

A. I 带变窄、A 带不变、H 带渐变窄甚至消失

B. I 带变宽、A 带变窄、H 带渐变窄甚至消失

C. I 带变窄、A 带变宽、H 带变宽

D. I 带和 A 带变窄、H 带不变

E. I 带、A 带和 H 带均渐变窄

13. 骨骼肌纤维的收缩机制是（　　）。

A. 细肌丝缩短　　　　　　　　B. 粗肌丝缩短

C. 粗、细肌丝均缩短　　　　　D. 粗肌丝向 M 线方向收缩

E. 细肌丝向 M 线方向滑动

14. 心肌闰盘处横向部分有（　　）。

A. 黏着小带（中间连接）、桥粒　　B. 黏着小带（中间连接）、缝隙连接

C. 紧密连接、桥粒　　　　　　D. 桥粒、缝隙连接

E. 紧密连接、缝隙连接

15. 以下关于心肌纤维的描述，哪一项是错误的？（　　）

A. 粗、细肌丝主要形成肌丝束　　B. 具有二联体

C. 有多个核位于肌膜下　　　　D. 肌纤维分支吻合成网

E. 有横纹

16. 以下关于心肌纤维的光镜结构，哪一项是错误的？（　　）

A. 肌纤维呈短柱状，多数有分支　　B. 心肌纤维的连接处称闰盘

C. 核卵圆形，位居细胞中央　　　D. 心肌纤维的肌浆较丰富

E. 由于肌原纤维不如骨骼肌纤维明显，故心肌纤维无横纹

17. 心肌纤维的横小管位于（　　）。

A. Z 线水平　　　　　　　　　B. A 带与 I 带交界处水平

C. 闰盘水平　　　　　　　　　D. H 带水平

E. M 线水平

18. 心肌纤维能成为一个同步舒缩的功能整体，主要依赖于（　　）。

A. 横小管　　　　　B. 肌质网　　　　　　C. 缝隙连接

D. 紧密连接　　　　E. 黏着小带（中间连接）

19. 平滑肌纤维中的中间丝起（　　）。

A. 形成细胞骨架　　B. 保护作用　　　　　C. 滑动作用

D. 收缩作用　　　　E. 附着作用

20. 平滑肌纤维中的细肌丝固定于（　　）。

A. 密斑　　　　　　B. 密体　　　　　　　C. 中间丝

D. 密体和中间丝　　E. 密斑或密体

二、名词解释

1. 肌节。

2. 横小管。

3. 肌浆网。

4. 三联体(triad)。

5. 闰盘(intercalated disc)。

三、问答题

1. 试比较骨骼肌纤维与心肌纤维的光镜结构和超微结构的异同点。

2. 试述骨骼肌纤维的粗肌丝和细肌丝的分子结构。

3. 试述骨骼肌纤维的收缩原理。

四、填图题

在横线处填入图6.1中对应部位的名称。

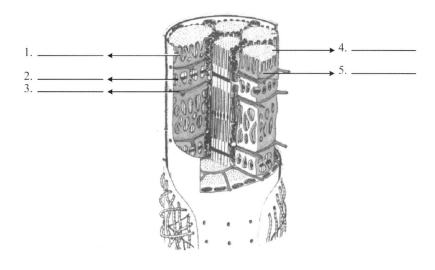

图 6.1

参 考 答 案

一、单项选择题

1. A 2. E 3. C 4. A 5. D 6. B 7. D 8. C 9. A 10. D 11. B
12. A 13. E 14. A 15. C 16. E 17. A 18. C 19. A 20. E

二、名词解释

1. 肌节：相邻两条 Z 线之间的一段肌原纤维，由 1/2 I 带＋A 带＋1/2 I 带组成，肌节递次排列成肌原纤维，是骨骼肌纤维结构和功能的基本单位。

2. 横小管：肌膜向肌浆内凹陷形成的管状结构，走向与肌纤维长轴垂直环绕在每条肌原纤维周围，可将肌膜的兴奋迅速传导至肌纤维内部，引起肌纤维中的肌原纤维同步收缩。

3. 肌浆网：是肌纤维中特化的滑面内质网，位于横小管之间，肌浆网膜上有钙泵和钙通道，能贮存钙离子及调节肌浆内钙离子浓度，在肌纤维收缩中发挥着重要作用。

4. 三联体：骨骼肌纤维内，每条横小管与其两侧的终池共同组成骨骼肌三联体，功能是将兴奋经肌膜传至肌浆网膜。

5. 闰盘：是心肌纤维之间的连接结构。在光镜下，在 HE 染色标本中呈深染的线状或阶梯状。在电镜下，闰盘位于 Z 线水平，横向部分有黏合带（中间连接）和桥粒，相邻细胞借此牢固连接，纵向部分有缝隙连接，有利于相邻细胞相互交流化学信息和电冲动，使心肌纤维的兴奋同步化。

三、问答题

1. 试比较骨骼肌纤维与心肌纤维的光镜结构和超微结构的异同点。

答：骨骼肌纤维与心肌纤维的光镜结构和超微结构的异同见表 6.1。

表 6.1　骨骼肌纤维与心肌纤维的光镜结构和超微结构的异同

光镜结构	骨骼肌纤维	心肌纤维
一般形态	长圆柱形	短圆柱型，有分支
细胞核	多个，椭圆形，位于肌膜下	1～2 个，卵圆形，居中
肌原纤维	有，明显	有，不明显
横纹	有，明显	有，不明显
闰盘	无	有，位于 Z 线水平
超微结构	骨骼肌纤维	心肌纤维
肌原纤维	较规则	粗细不等、界限不分明
横小管	位于明、暗带交界处	较粗，位于 Z 线水平
肌浆网	发达，末端的终池和横小管形成三联体	稀疏，终池少而小，与横小管仅形成二联体
闰盘	无	横向位有黏着小带和桥粒，纵向位有缝隙连接

2. 试述骨骼肌纤维的粗肌丝和细肌丝的分子结构。

答：骨骼肌的肌原纤维由粗细两种肌丝沿肌纤维长轴，并按特定的空间分布规律平行排列组成。粗肌丝由肌球蛋白分子有序排列而成。肌球蛋白形似豆芽，分为头和杆两部分。肌球蛋白在 M 线两侧对称排列，杆部均朝向粗肌丝的中段，头部则朝向粗肌丝的两端并露出表面，称为横桥。细肌丝由肌动蛋白原肌球蛋白和肌钙蛋白组成。球形肌动蛋白单体连接成串珠状，并形成双股螺分子，首尾相连，嵌于肌动蛋白双股螺旋链的浅沟内。肌钙蛋白为球形附着于原肌球蛋白分子上，可与 Ca^{2+} 相结合。

3. 试述骨骼肌纤维的收缩原理。

答：当运动神经末梢将神经冲动传递给肌膜时，肌膜的兴奋经横小管传递给肌质网，大量 Ca^{2+} 进入肌质；Ca^{2+} 与肌钙蛋白结合，肌钙蛋白、原肌球蛋白发生构型或位置变化，暴露出肌动蛋白上与肌球蛋白头部的结合位点，两者迅速结合；ATP 被分解并释放能量，肌球蛋白的头及杆发生屈动，将细肌丝向 M 线方向牵引；细肌丝在粗肌丝之间向 M 线滑动，明带缩短，肌节缩短，肌纤维收缩，此时 H 带也变窄，但暗带长度不变。收缩结束后，肌质内的 Ca^{2+} 被泵回肌质网，肌钙蛋白等恢复原状，肌纤维松弛。

四、填图题

1. 肌浆网（纵小管）。2. Z 线。3. 横小管。4. 肌原纤维。5. 终池。

（季　娜）

第七章　神　经　组　织

一、实验目的

1. 掌握神经元的形态结构特点。
2. 掌握有髓神经纤维的结构特点。
3. 了解神经的组成。
4. 了解星形胶质细胞的结构。

【实验课考试考点】
树突;轴丘;尼氏体;郎飞结;轴突;髓鞘;施万细胞;环层小体;运动终板。

二、实验内容

（一）多极神经元(multipolar neuron)（见彩图 23）

染色方式:HE。

1. 肉眼观察
脊髓横切面为椭圆形。周围浅红色的是白质。灰质居中,着色较深,呈蝴蝶形,两个较短粗的突起为前角,两个较细长的突起为后角。

2. 低倍镜观察
光镜下辨认灰质和白质,找到灰质的前角和后角。前角中有许多体积很大的细胞,着紫蓝色,为前角中神经元的胞体,后角的神经元较小。神经元之间可见许多小而圆的细胞核是神经胶质细胞的核,选择一个切面中有结构完整的神经元置于高倍镜下观察。

3. 高倍镜观察
前角多极神经元属于运动神经元。

（1）胞体
胞体大,呈多角形或锥体形,伸出数个突起。核位于细胞中央,大而圆;染色质多,染色浅,呈空泡状;核仁明显,大而圆,着色较深。胞质中含许多蓝紫色块状或颗粒状物质,为尼氏体。

（2）树突

高倍镜下可观察到一个或数个树突的根部,树突从胞体发出时较粗大,逐渐变细,内含尼氏体。

（3）轴突

轴突只有一个（不易切到）。自胞体发出轴突的部位较粗钝,为轴丘。轴丘及轴突着色浅,均不含蓝紫色块状或颗粒状物质（尼氏体）。

（二）有髓神经纤维和神经（myelinated nerve fiber and nerve）（见彩图 25）

染色方式：HE。

1. 肉眼观察

切片上有两块标本,长条的部分是坐骨神经的纵切面。圆形的是部分横切面。

2. 低倍镜观察神经的纵切面

许多神经纤维平行排列,由于排列较紧密,故每条神经纤维界限不易辨认。神经纤维之间有极薄的结缔组织。

3. 高倍镜观察神经的纵切面

（1）轴突

在神经纤维的中央可见一条紫红色的线,这就是轴突（又称轴索）。

（2）髓鞘

髓鞘位于轴突两侧,呈粉红色泡沫状或稀疏网状结构（因制片时髓鞘的类脂质被溶解,仅残留蛋白质）。

（3）神经膜

神经膜位于髓鞘两侧,为红色的细线。某些部位含长椭圆形的施万细胞核,染色较浅。

（4）郎飞结

每条神经纤维在一定距离上,髓鞘中断,两侧向内形成一陷凹,为相邻两个神经膜或髓鞘的分界线,即为郎飞结。

神经纤维之间尚有少量结缔组织,即神经内膜,内含成纤维细胞,核小且染色较深,可与神经膜细胞相区别。

4. 低倍镜观察神经的横切面

神经为神经纤维与结缔组织组成的结构。神经外包裹的致密结缔组织为神经外膜;神经内有多个圆形的神经束,神经束周围的结缔组织形成神经束膜;神经束膜的结缔组织伸入神经束内,分布在每条神经纤维周围的即是神经内膜(低倍镜下不易辨认)。

5. 高倍镜观察神经的横切面

着重观察有髓神经纤维的横切面。神经纤维呈圆形,粗细不一;中央紫红色小点为轴突横断面;轴突的周围是髓鞘,形如细胞膜(由施万细胞多层细胞膜及少许胞质环绕叠加而成);髓鞘外面是神经膜,很薄,染成红色,有的可见有施万细胞的胞核,呈弯月形。

(三) 环层小体(lamellar corpuscle)(见彩图 26)

染色方式:HE。

低倍镜观察:切片为淋巴结或胰腺。颜色较浅的区域内,可见一个或数个圆形或椭圆形的小体,即环层小体。若是纵切面,其中央为一均质状的索状结构;若是横切面,其中央为一圆形小点,为感觉神经纤维末梢,周围有许多层纤维样被囊结构。

(四) 触觉小体(tactile corpuscle)(见彩图 37)

染色方式:HE。

低倍镜观察:在真皮的乳头层的真皮乳头内可见手指状结构,内含较小的细胞核和横行的纤维样结构,即为触觉小体。

(五) 运动终板(motor end plate)(见彩图 27)

染色方式:氯化金染色。

低倍镜观察:骨骼肌纤维呈浅紫色,其上面可见树状的运动神经,染成黑色,运动神经逐渐分支,可见单根发辫状神经纤维,为有髓神经纤维。神经纤维分支的末端呈爪状或葡萄枝状,紧附于骨骼肌表面,此为运动终板,又称神经-肌连接。

三、示教

1. 神经原纤维(neurofibril)(见彩图 24)
染色方式:镀银染色。
镜下观察:脊髓灰质前角运动神经元胞体及突起中均可见到棕褐色细丝网状的结构。神经原纤维在胞体中纵横交错,在突起内则近似平行排列。

2. 星形胶质细胞
染色方式:镀银染色。

镜下观察:星形胶质细胞染成黑色,有许多突起。胞体小、不规则。从胞体向四周发出细长的突起,分枝较少,为纤维性星形胶质细胞。其中有一个或数个突起的末端附着于毛细血管壁。

四、思考题

1. 神经胶质细胞有哪些?有何作用?
2. 在 HE 染色切片中如何区分有髓神经纤维和无髓神经纤维?

习　　题

一、单项选择题

1. 以下关于神经元细胞核的描述,哪一项是错误的?(　　　)

A. 大而圆　　　　　B. 位于胞体中央　　　　　C. 核常染色质多

D. 着色深　　　　　E. 核仁大而明显

2. 关于神经元尼氏体的分布,哪一项最准确?(　　　)

A. 胞体和轴突内　　　B. 胞体和树突内　　　　　C. 胞体内

D. 突起内　　　　　E. 整个神经元内

3. 神经元的尼氏体在电镜下是(　　　)。

A. 粗面内质网和高尔基复合体　　　　B. 粗面内质网和线粒体

C. 粗面内质网和游离核糖体　　　　　D. 滑面内质网和线粒体

E. 滑面内质网和游离核糖体

4. 神经原纤维的组成成分是(　　　)。

A. 神经丝　　　　　B. 中间丝　　　　　C. 微丝和微管

D. 神经丝和微管　　　E. 神经丝和微丝

5. 神经元传导神经冲动是通过(　　　)。

A. 轴突　　　　　　B. 神经膜　　　　　C. 神经内膜

D. 微管　　　　　　E. 神经丝

6. 在轴突运输中起重要作用的是(　　　)。

A. 微管　　　　　　B. 微丝　　　　　　C. 神经丝

D. 线粒体　　　　　E. 突触小泡

7. 树突表面的短小的突起称(　　　)。

A. 肌梭　　　　　　　B. 运动终板　　　　　　　C. 郎飞结

D. 结间体　　　　　　E. 树突棘

8. 以下关于突触的描述,哪一项是错误的?(　　　)

A. 是神经元与神经元之间,或神经元与效应细胞之间特化的细胞连接

B. 可分为电突触和化学突触,通常泛指的突触是后者

C. 光镜下可分为突触前成分、突触间隙和突触后成分

D. 突触前成分包括突触前膜、线粒体和突触小泡

E. 突触后膜上有神经递质的受体

9. 电突触是神经元之间存在的(　　　)。

A. 中间连接　　　　　B. 紧密连接　　　　　　C. 缝隙连接

D. 桥粒　　　　　　　E. 连接复合体

10. 以下关于突触前成分的描述,哪一项是最准确的?(　　　)

A. 为神经元轴突终末膨大,内含许多突触小泡、少量线粒体、粗面内质网等

B. 为神经元轴突终末膨大,内含许多突触小泡、少量线粒体、滑面内质网等

C. 为神经元轴突终末膨大,内含许多糖蛋白和一些微丝、微管

D. 为神经元轴突终末膨大,对应胞膜为突触前膜,内含突触小泡、线粒体等组成

E. 膜上有特定受体,内表面有致密物质

11. 以下对神经胶质细胞的描述,哪一项是错误的?(　　　)

A. 分布于中枢与周围神经系统

B. 没有突起

C. 普通染色只能显示神经胶质细胞的核

D. 特殊染色方法能显示细胞的全貌

E. 对神经细胞具有支持、保护、营养和绝缘功能

12. 来源于血液单核细胞的神经胶质细胞是(　　　)。

A. 星形胶质细胞　　　B. 少突胶质细胞　　　　　C. 小胶质细胞

D. 施万细胞　　　　　E. 卫星细胞

13. 形成周围神经纤维髓鞘的细胞是(　　　)。

A. 星形胶质细胞　　　B. 少突胶质细胞　　　　　C. 小胶质细胞

D. 施万细胞　　　　　E. 卫星细胞

14. 形成中枢神经纤维髓鞘的细胞是(　　　)。

A. 星形胶质细胞　　　B. 少突胶质细胞　　　　　C. 小胶质细胞

D. 施万细胞　　　　　E. 卫星细胞

15. 有髓神经纤维传导速度快最主要是由于(　　　)。

A. 神经元胞体较大　　　　　　　B. 轴突较粗

C. 有郎飞结　　　　　　　　　　D. 轴突内含突触小泡多

E. 轴突内有大量神经原纤维

16. 以下关于游离神经末梢的描述,哪一项是错误的?（　　　）

A. 有髓或无髓神经纤维的中央反复分支而成

B. 有髓或无髓神经纤维的终末反复分支而成

C. 可分布于表皮、角膜和毛囊的上皮细胞之间

D. 也可分布于结缔组织内

E. 感受冷、热、轻触和痛

17. 肌梭的功能是（　　　）。

A. 感受肌体深部的疼痛　　　　　B. 感受肌组织的压力变化

C. 感受肌腱的伸缩变化　　　　　D. 感受平滑肌纤维伸缩变化

E. 感受骨骼肌纤维伸缩变化

18. 以下关于运动终板的描述,哪一项是错误的?（　　　）

A. 是一种化学性突触

B. 感觉神经纤维轴突末端抵达骨骼肌细胞时失去髓鞘

C. 轴突到达肌纤维肌膜处反复分支,与肌纤维构成神经肌连接

D. 轴突终末富含突触小泡

E. 肌膜即突触后膜,其上有受体

19. 关于环层小体的描述,正确的是（　　　）。

A. 分布于皮肤真皮乳头内　　　　B. 感受压觉和震动觉

C. 圆形,与触觉小体大小相似　　　D. 有髓神经纤维穿行于中央

E. 薄层结缔组织组成背囊

二、名词解释

1. 尼氏体。

2. 神经原纤维。

3. 突触。

4. 郎飞结。

三、问答题

1. 简述暗中突起和功能神经元的分类。

2. 简述感觉神经末梢的分类、结构特点和功能。

3. 试述化学突触的超微结构。

4. 试述中枢神经系统的神经胶质细胞分类及功能。

四、填图题

在横线处填入图 7.1 中对应部位的名称。

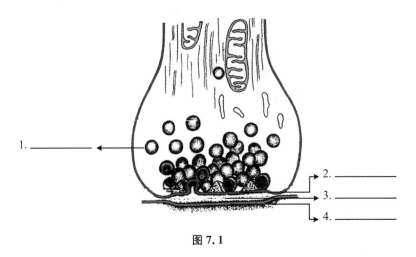

1. _____

2. _____

3. _____

4. _____

图 7.1

参 考 答 案

一、单项选择题

1. D 2. B 3. C 4. D 5. A 6. A 7. E 8. C 9. C 10. D 11. B
12. C 13. D 14. B 15. C 16. A 17. E 18. B 19. B

二、名词解释

1. 尼氏体:光镜下是神经元胞体内的颗粒状或块状嗜碱性物质;电镜下尼氏体由大量的粗面内质网和游离核糖体构成,主要合成结构蛋白和酶类。

2. 神经原纤维:是神经元胞体和突起内的细丝状结构,在银染色切片中呈棕黑色,电镜下由神经丝和微管组成,主要参与神经元的物质运输。

3. 突触:是神经元与神经元之间或神经元与效应细胞之间传递信息的部位,可分为化学突触和电突触。

4. 郎飞结:周围神经系统有髓神经纤维上,相邻施万细胞之间,轴突裸露的部分。

三、问答题

1. 简述按照突起和功能神经元的分类。

答:(1)神经元按照突起多少分类:双极神经元;多极神经元;假单极神经元。

(2)按照功能分类:传出神经元(感觉神经元);传入神经元(运动神经元);中间神经元(联络神经元)。

2. 简述感觉神经末梢的分类、结构特点和功能。

答:(1)游离神经末梢,由感觉神经纤维末梢反复分支,裸露分布于其他细胞之间,主要感知冷、热、触、痛觉。

(2)触觉小体,由感觉神经纤维末梢外包被囊,主要分布于真皮乳头内,主要感知精细触觉。

(3)环层小体,圆球形或扁球状,是感觉神经纤维末梢失髓鞘后,外包多层被囊构成,主要感知压觉和振动觉。

(4)肌梭,由感觉神经纤维与骨骼肌纤维形成的梭形结构,主要感知骨骼肌的伸缩变化。

3. 试述化学突触的超微结构。

答:突触是指神经元与神经元之间或神经元与效应细胞之间传递信息的部位。化学性突触在电镜下包括突触前成分、突触间隙、突触后成分三部分。其中突触前、后成分分别对应相对的胞膜称突触前膜、突触后膜。突触前成分内含许多突触小泡(内含神经递质和神经调质)、线粒体等。突触间隙宽为 15～30 nm。突触后成分:突触后膜上有与神经递质结合的受体。

4. 试述中枢神经系统的神经胶质细胞分类及功能。

答:中枢神经系统的神经胶质细胞主要分为四类。

(1)星形胶质细胞,可形成神经胶质界膜,损伤时形成胶质瘢痕,分泌神经营养因子。

(2)少突胶质细胞,突起扩展成扁平膜状,形成中枢神经系统有髓神经纤维的髓鞘。

(3)小胶质细胞,来自血液的单核细胞,当神经系统受到损伤时,可吞噬死亡细胞的碎片。

(4)室管膜细胞,分布于脑室和脊髓中央管表面的细胞,有的可参与形成脑脊液。

四、填图题

1. 突触小泡。2. 突触前膜。3. 突触间隙。4. 突触后膜。

(许 萍 黄淑云 钟树志)

第八章 眼 和 耳

一、实验目的

1. 掌握眼球的结构。
2. 掌握内耳的结构。

【实验课考试考点】

角膜上皮;角膜基质;角膜内皮;色素上皮层;视细胞层;双极细胞层;节细胞层;中央凹。

二、实验内容

(一) 眼球(eye ball)(见彩图 28)

染色方式:HE。

1. 肉眼观察

眼球壁呈圆形,并在眼球的一端稍向外隆起,为角膜所在处。角膜内侧有个椭圆形结构,染成红色,为晶状体。晶状体前面和两侧各有一条黑色的细线为虹膜。眼球中央有一较大的空腔,为玻璃体所在处。

2. 低倍镜观察

眼球壁由外向内分为三层,分别是纤维膜、血管膜和视网膜。

(1) 纤维膜

前 1/6 为角膜,后 5/6 为巩膜,巩膜由致密结缔组织构成,着色较角膜深。

(2) 血管膜

血管膜位于纤维膜内面,呈棕色,从前向后分为虹膜、睫状体、脉络膜三部分。虹膜在切片上呈一条窄带,外缘为睫状体,中间有空缺处为瞳孔所在位置。瞳孔前方与角膜之间的空隙为前房,虹膜后方的间隙为后房。虹膜后方还可见到红色扁圆形结构为晶状体,有的切片晶状体不完整或缺如。

（3）视网膜

视网膜位于眼球壁最内层，染成粉红色，其中含有许多排列整齐而有规律的细胞。

3. 高倍镜观察

（1）角膜

角膜从前向后共分五层，分别为：

① 前上皮（角膜上皮）：前上皮为未角化的复层扁平上皮，细胞 5～6 层，上皮表面和基底部平坦，不含色素细胞。

② 前界膜（前界层）：前界膜为均质透明薄膜，染成粉红色，不含细胞。

③ 固有层（角膜基质）：固有层最厚，由许多与表面平行排列的胶原纤维组成，纤维间可见少量扁平的成纤维细胞。

④ 后界膜（后界层）：后界膜为一层透明的均质膜，染成粉红色，比前界膜薄。

⑤ 后上皮（角膜内皮）：后上皮为单层扁平或立方上皮。

（2）巩膜

巩膜由致密结缔组织构成，染成红色。巩膜前方与角膜移行处为角膜缘，角膜缘内侧由外至内有巩膜静脉窦和小梁网。巩膜静脉窦的腔面衬有内皮。小梁网由小梁和小梁间隙组成，小梁中间为薄层结缔组织，两面被覆内皮，小梁间隙与巩膜静脉窦相通。

（3）虹膜

虹膜从前向后分为三层，分别为：

① 前缘层：前缘层由一层不连续的成纤维细胞和色素细胞组成，在前房角处与角膜后上皮相连接。色素细胞内充满色素颗粒，细胞界限不清。

② 虹膜基质：虹膜基质为疏松结缔组织，含有丰富的血管和色素细胞。

③ 上皮层：上皮层由两层细胞构成，前层细胞特化为肌上皮细胞，以瞳孔为中心向四周呈放射状排列，称为瞳孔开大肌，位于瞳孔边缘的平滑肌呈环形排列，称为瞳孔括约肌，肌纤维多被横切。后层细胞呈立方形，胞内充满色素颗粒，染色较深，为色素上皮层。

（4）睫状体

睫状体切面呈三角形，前端较宽，内缘有睫状小带与晶状体相连。

睫状体自外向内分三层，分别为：

① 睫状肌层：睫状肌层最厚，为平滑肌，切成三种不同断面：外纵行、中间放射状、内环行。平滑肌纤维之间夹有大量色素细胞。

② 血管层（睫状基质）：血管层为富含有血管和色素细胞的疏松结缔组织。

③ 上皮层：上皮层由内、外两层立方形细胞构成，外层细胞为立方形的色素细

胞,细胞内含有色素颗粒,着色较深,细胞轮廓不清。内层细胞也呈立方形,细胞内无色素,为非色素上皮细胞。

(5) 脉络膜

脉络膜位于巩膜内面,由疏松结缔组织构成,含丰富的血管及大量的色素细胞。最内层为透明的玻璃膜,很薄。

(6) 视网膜

视网膜自外向内由四层细胞构成,分别为:

① 色素上皮层:色素上皮层位于玻璃膜内面,由单层矮柱状细胞组成,核圆形、染色浅,胞质内含有棕黄色的色素颗粒。此层在制片时易与视网膜其他层分离,而贴附在脉络膜内面。

② 视细胞层:视细胞层位于色素上皮层的内侧,由视锥细胞和视杆细胞组成,在光镜下不易区分两种细胞,其核聚集排列成一层,树突部分(视锥和视杆)伸向色素上皮层,染色浅。轴突伸向双极细胞层。

③ 双极细胞层:双极细胞层位于视细胞层内侧,主要由双极细胞和水平细胞组成,细胞界限不清,细胞核呈圆形或椭圆形,密集排列成一层,其突起在光镜下不易分辨。

④ 节细胞层:节细胞层位于视网膜的最内侧,由排列较稀疏的节细胞组成,其胞体较大,细胞界限不清,胞核圆。此层中可见一些小血管,为视网膜中央动、静脉的分支。

(7) 晶状体

晶状体为红色椭圆体,表面透明均质的薄膜为晶状体囊,由胶原纤维组成。前面的单层立方上皮为晶状体上皮。上皮移行到赤道处,细胞变为细长,称晶状体纤维,实质由大量晶状体纤维构成,边缘纤维较幼稚,构成晶状体皮质,中心部纤维无核,构成晶状体核。

(二) 眼睑(eyelid)

染色方式:HE。

1. 低倍镜观察

由外向内依次分为:皮肤、皮下组织、肌层、睑板层和睑结膜。

2. 高倍镜观察

(1) 皮肤

皮肤由表皮与真皮构成。在睑缘处可见睫毛毛囊的不同断面,毛囊的一侧有睑缘腺,为皮脂腺,皮下组织中有汗腺即睫腺。

(2) 皮下组织

皮下组织为薄层疏松结缔组织,脂肪细胞较少。

（3）肌层

肌层有两种不同肌肉的断面,见到的横纹肌是眼轮匝肌的横断面,靠近睑缘处的是一些平滑肌,为睑肌的断面。

（4）睑板层

睑板层由致密结缔组织构成,睑板内可见丰富的皮脂腺,称睑板腺,由大量色浅的腺泡和色深的导管组成,导管开口于睑缘附近。

（5）睑结膜

睑结膜由上皮和固有层构成,上皮为复层柱状上皮,有杯状细胞,在睑缘处与皮肤移行。固有层邻近睑板层,为薄层疏松结缔组织。

（三）内耳(internal ear)

染色方式:HE。

1. 肉眼观察

切片中央为蜗轴,蜗轴两侧有 3～4 个卵圆形管腔,即骨蜗管的横断面,其内含有膜蜗管的断面。

2. 低倍镜观察

先找到蜗轴。蜗轴由松质骨组成,内有螺旋神经节和血管等。在蜗轴两侧有骨蜗管的横切面,略呈圆形,其中有三个管腔,上方为前庭阶,下方为鼓室阶,中间为膜蜗管。膜蜗管呈三角形,由上、外、下三个壁围成。

（1）上壁

上壁可见一层斜行线样结构即为前庭膜。膜的中间是薄层结缔组织,两面被覆有单层扁平上皮,但在切面上两面的上皮不易分清。

（2）外侧壁

外侧壁又称血管纹,由复层柱状上皮构成,上皮内有毛细血管。

（3）下壁

下壁由骨螺旋板的外侧份和基底膜构成。骨螺旋板的骨膜增厚突入蜗管称作螺旋缘,其上方伸出一淡红色的胶状膜,称作盖膜,位于螺旋器上方,在切片上常呈扭曲折叠状。基底膜内含有放射状排列的听玄,为深红色,基底膜上方的许多细胞即是螺旋器。

3. 高倍镜观察

主要观察螺旋器,选择结构较完整的螺旋器进行观察。

（1）柱细胞

螺旋器中有个三角形的腔隙称作内隧道,在隧道内、外侧壁各有一行高柱状细胞,即内柱细胞和外柱细胞,内、外柱细胞均并列于基底膜上,细胞基部宽大,上部细而长,彼此分开。

（2）指细胞

指细胞位于内、外柱细胞的两侧,切面上内柱细胞内侧是一个内指细胞,外指细胞 3～4 个,位于外柱细胞的外侧。指细胞呈长柱形,基底部位于基底膜上,核圆,位于细胞的中部,其核的位置略高于柱细胞。

（3）毛细胞

内、外毛细胞分别位于内、外指细胞的胞体上,细胞顶部有纤毛,但细胞轮廓不易看清。

由于细胞染色较浅,细胞界限不清,可依核的位置区分柱细胞、指细胞和毛细胞。

三、示教

光景标本示教。

1. 中央凹（central fovea）

染色方式:HE。

镜下观察:为视网膜凹陷处,在凹陷底部视网膜最薄,只有色素上皮层和视锥细胞。

2. 壶腹嵴（crista ampullaris）

染色方式:HE。

镜下观察:此处黏膜增厚,其上皮为柱状,毛细胞夹在支持细胞之间,位置偏上,支持细胞核位于基部。上皮顶部有粉红色的壶腹帽。

四、思考题

1. 从角膜的结构解释为什么角膜是透明的?

2. 视网膜有哪四层? 每层由什么结构组成?

3. 壶腹嵴、椭圆囊斑和螺旋器三者的组织结构有何共同点? 各自又有何特殊性?

习　　题

一、单项选择题

1. 角膜上皮是(　　)。

A. 单层立方上皮   B. 复层扁平上皮   C. 单层扁平上皮

D. 单层柱状上皮   E. 复层柱状上皮

2. 角膜内皮是( )。

A. 变移上皮   B. 单层扁平或立方上皮   C. 复层扁平上皮

D. 单层柱状上皮   E. 复层柱状上皮

3. 以下关于角膜的描述,错误的是( )。

A. 神经末梢丰富,但血管少   B. 上皮为复层扁平

C. 角膜基质层最厚   D. 上皮基底层细胞由角膜缘干细胞补充

E. 前界层和后界层不含细胞

4. 以下关于角膜缘上皮的描述,错误的是( )。

A. 细胞层数通常超过 10 层   B. 细胞较小,核深染

C. 基底层细胞为干细胞   D. 上皮内含有黑素细胞

E. 上皮内含有杯状细胞

5. 以下关于虹膜的描述,错误的是( )。

A. 为环形板状薄膜   B. 虹膜基质含有大量黑素细胞

C. 虹膜不含血管和神经   D. 虹膜上皮为视网膜盲部

E. 瞳孔开大肌由上皮特化而成

6. 以下关于睫状肌的描述,错误的是( )。

A. 属于平滑肌   B. 附着于巩膜距或其附近

C. 肌纤维有三种走向   D. 参与调节晶状体曲度

E. 收缩时导致睫状体后缩

7. 分泌房水的细胞是( )。

A. 虹膜前层上皮细胞   B. 睫状体色素上皮细胞

C. 虹膜色素上皮细胞   D. 睫状体非色素上皮细胞

E. 睫状体血管内皮细胞

8. 下列哪项为视觉最敏锐处?( )

A. 视神经乳头   B. 视盘   C. 中央凹

D. 锯齿缘   E. 以上均不是

9. 视杆细胞感受( )。

A. 色觉   B. 弱光   C. 强光

D. 强光和色觉   E. 以上均不是

10. 视锥细胞感受( )。

A. 色觉   B. 弱光   C. 强光

D. 强光和颜色   E. 以上均不是

11. 视锥细胞的感光物质为（　　）。

A. 11-顺视黄醛　　　　　　B. 11-反视黄醛　　　　C. 视紫红质

D. 视蛋白　　　　　　　　E. 视色素

12. 视网膜中央凹处有（　　）。

A. 色素上皮细胞和视锥细胞　　　　B. 视锥细胞和视杆细胞

C. 色素上皮细胞和视杆细胞　　　　D. 视锥细胞和双极细胞

E. 视杆细胞和双极细胞

13. 睑缘腺和睫腺（　　）。

A. 都是汗腺　　　　　　　　　　　B. 都是皮脂腺

C. 前者是皮脂腺,后者是汗腺　　　　D. 前者是汗腺,后者是皮脂腺

E. 以上都不对

14. 以下关于鼓膜的描述,错误的是（　　）。

A. 鼓膜为外耳的一部分　　　　　　B. 分隔外耳道与中耳

C. 外层为复层扁平上皮　　　　　　D. 中间层主要为胶原纤维束

E. 内层为单层柱状上皮

15. 以下关于耳蜗的描述,错误的是（　　）。

A. 蜗轴为锥体形,为骨性结构

B. 蜗轴内含有蜗神经节

C. 人骨蜗管围绕蜗轴旋转两周半

D. 骨蜗管被膜蜗管分隔为前庭阶和鼓室阶

E. 前庭阶和鼓室阶内有内淋巴

16. 听弦（　　）。

A. 从蜗底到蜗顶,听弦逐渐变短

B. 从蜗底到蜗顶,听弦逐渐变长

C. 从蜗底到蜗顶,听弦长度不变

D. 蜗底和蜗顶的听弦短,两者之间的听弦长

E. 蜗底和蜗顶的听弦长,两者之间的听弦短

17. 以下关于螺旋器的描述,错误的是（　　）。

A. 位于膜蜗管的基底膜上

B. 每个耳蜗中的螺旋器为一连续性的整体

C. 上皮由毛细胞和支持细胞组成

D. 内毛细胞排成 3～4 列,外毛细胞排成 1 列

E. 毛细胞游离面有规则排列的静纤毛

18. 壶腹嵴是（　　）。

A. 味觉感受器　　　　　B. 听觉感受器　　　　　C. 嗅觉感受器
D. 化学感受器　　　　　E. 位觉感受器

19. 以下关于位觉斑的描述,错误的是(　　)。

A. 位于球囊和椭圆囊内　　　　　B. 呈斑块状隆起
C. 毛细胞夹在支持细胞之间　　　D. 毛细胞顶端有许多动纤毛
E. 位砂膜内有位砂沉着

二、名词解释

1. 黄斑。
2. 螺旋器。
3. 位觉斑。

三、问答题

1. 简述角膜的结构。
2. 简述外界声波传至内耳引起听觉的过程。

参　考　答　案

一、单项选择题

1. B　2. B　3. A　4. E　5. C　6. E　7. D　8. C　9. B　10. D　11. E
12. A　13. C　14. E　15. E　16. B　17. D　18. E　19. D

二、名词解释

1. 黄斑:位于视网膜后极的一浅黄色区域,呈横向椭圆形,其中央有一浅凹,称为中央凹。中央凹是视网膜最薄的部位,此处只有色素上皮和视锥细胞。此处视觉最敏感。

2. 螺旋器:位于膜蜗管的基底膜上;由基底膜上皮增厚形成,呈螺旋状的膨隆结构。螺旋缘上皮形成的胶质盖膜覆盖于螺旋器的上方。螺旋器由支持细胞和毛细胞组成。

3. 位觉斑:位于膜前庭内,即椭圆囊和球囊内。椭圆囊外层壁和球囊前壁的黏膜局部增厚,呈斑块状,分别称为椭圆囊斑和球囊斑,均为位觉感受器,合称位觉斑。其表面平坦,上皮呈高柱状,由支持细胞和毛细胞组成。

三、问答题

1. 简述角膜的结构。

答：角膜位于眼球的前方，为透明的圆盘状结构。不含血管。从前至后可以分为五层：① 角膜上皮：为未角化的复层扁平上皮；② 前界层：为一层无细胞的透明均质层；③ 角膜基质：为角膜中最厚的一层；④ 后界层：为一层透明的均质膜；⑤ 角膜内皮：为单层扁平上皮。

2. 简述外界声波传至内耳引起听觉的过程。

答：听觉传导通路为声波→鼓膜→听小骨→前庭窗→前庭阶外淋巴振动→前庭膜和膜蜗管的内淋巴振动→盖膜碰撞毛细胞→毛细胞兴奋→听神经→听觉中枢。

（许　萍　黄淑云　钟树志）

第九章 循 环 系 统

一、实验目的

1. 掌握心室壁的组织结构。
2. 掌握大、中、小动脉的管壁组织结构。

【实验课考试考点】

心脏;心内膜;普肯耶纤维;大动脉;中动脉;内皮;内弹性膜;外弹性膜;中静脉。

二、实验内容

（一）心脏（heart）（见彩图 29、彩图 30）

染色方式:HE。

1. 低倍镜观察

先分清心内膜、心肌膜和心外膜。心内膜和心外膜均由单层扁平上皮和结缔组织组成,不易区分时,可移动切片,心外膜较疏松、染色浅、较薄,可见脂肪细胞（空泡状）,心内膜通常不含脂肪细胞,心肌膜位于心内膜和心外膜之间,厚且染色较红。

2. 高倍镜观察

（1）心内膜

若是心室壁,则由内皮、内皮下层和心内膜下层构成。

① 内皮:内皮为单层扁平上皮。

② 内皮下层:内皮下层为疏松结缔组织。

③ 心内膜下层:心内膜下层为疏松结缔组织,与内皮下层无明显分界,但可见蒲肯野纤维。心室壁蒲肯野纤维较一般的心肌纤维粗大,胞质染色淡,胞质中肌原纤维少,细胞中央有1～2个细胞核,较小,核周胞质染色较浅亮,部分蒲肯野纤维

因切片制作原因,未见细胞核。

（2）心肌膜

心肌膜由纵切、横切或斜切的心肌纤维组成。在纵切面的心肌连结处,可见与细胞长轴垂直的阶梯状或横行的蓝色细线,即为心肌闰盘。心肌纤维间有疏松结缔组织,其中富含毛细血管。心肌纤维间有较大的组织间隙。

（3）心外膜

心外膜为浆膜,由疏松结缔组织外覆盖间皮组成,内含血管、神经和脂肪细胞。

（二）大动脉（large artery）（见彩图 31、彩图 32）

染色方式:HE。

1. 低倍镜观察

分清管壁有三层结构。内膜较薄,色浅;中膜较厚,着色深;外膜为结缔组织。

2. 高倍镜观察

（1）内膜

内膜由内皮、内皮下层、内弹性膜构成。内皮仅见其核突向管腔,内皮下层很薄,因切片制作时管壁收缩而不明显,内弹性膜呈波纹状,与中弹性膜相连,不易分辨。

（2）中膜

中膜主要由数十层浅红色发亮的波纹状弹性膜组成,其间夹有平滑肌纤维、胶原纤维等。

（3）外膜

外膜由结缔组织构成,无明显外弹性膜。

（三）中动脉和中静脉（medium-sized artery and medium-sized vein）（见彩图 33～彩图 35）

染色方式:HE。

1. 低倍镜观察

中动脉管壁厚,管腔呈圆、椭圆或规则的流线型,可见浅红色发亮的内弹性膜和外弹性膜。中静脉管壁较薄,管腔大而不规则,外膜占大部分,三层结构的分界不如中动脉明显。

2. 高倍镜观察

（1）中动脉

中动脉分内膜、中膜与外膜。

① 内膜:内膜由内皮、内皮下层、内弹性膜构成。内皮为单层扁平上皮,核扁,

突向管腔,内皮下层为薄层的结缔组织,常皱缩而不易分辨,内弹性膜呈浅红色发亮的波纹状。

② 中膜:中膜最厚。由数十层平滑肌构成,肌纤维间夹有少量的胶原纤维和弹性纤维,不易区分。

③ 外膜:外膜由外弹性膜和结缔组织构成,其厚度与中膜相当。外弹性膜为与中膜交界处不连续的浅红色波纹状结构,呈粉红色。在结缔组织中可见小的营养血管、神经纤维和脂肪细胞。

（2）中静脉

中静脉管壁较薄,分三层,内膜和中膜均较薄。内膜含内皮和内皮下层,内弹性膜不明显。中膜层主要由平滑肌组成。无外弹性膜,外膜的结缔组织较厚。

（四）小动脉,小静脉和毛细血管

染色方式:HE。

1. 低倍镜观察

在结缔组织中可见一些小血管,其中管壁较厚,管腔小而规则的为小动脉;管壁薄、管腔大而不规则的为小静脉。小血管周围的结缔组织中可见到毛细血管。

2. 高倍镜观察

（1）小动脉

小动脉内皮仅见扁平的细胞核,较大的小动脉内弹性膜明显,较小者内弹性膜不明显。中膜由 2～3 层平滑肌纤维围成。外膜由少量结缔组织组成,无外弹性膜。

（2）小静脉

小静脉内膜仅见一层扁平的内皮细胞核,无内弹性膜。中膜薄,平滑肌纤维少。外膜与周围的结缔组织相连。

（3）毛细血管

毛细血管管壁仅由一层内皮细胞围成,横切面上毛细血管壁由 1～3 个内皮细胞围成,细胞核凸向管腔。

三、示教

1. 大动脉

染色方式:醛复红染色。

可见到血管壁的弹性纤维及弹性膜均为棕色或棕褐色,呈波浪状平行排列。

2. 毛细血管网铺片

染色方式:HE。

高倍镜下条索状的毛细血管管径小,管腔内有红细胞,周边粉红色线条为内皮细胞质,间隔排列的内皮细胞核呈长梭形,略突向管腔。

四、思考题

1. 光镜下如何区分蒲肯野纤维和脂肪细胞?
2. 光镜下如何区分动脉和静脉?
3. 毛细血管分哪几类? 各有何特征?

习　　题

一、单项选择题

1. 下列哪种结构不存在于动脉中膜内?(　　　)

A. 成纤维细胞 　　　　B. 胶原纤维 　　　　C. 弹性纤维

D. 基质 　　　　E. 平滑肌纤维

2. 以下关于动脉的描述,错误的是(　　　)。

A. 大动脉包括主动脉、颈总动脉、锁骨下动脉、髂总动脉等

B. 中动脉的管壁有 3 层结构典型

C. 中动脉中膜由 10～40 层环形平滑肌组成

D. 小动脉属肌性动脉

E. 中动脉又称弹性动脉

3. 大动脉中膜的主要组成成分是(　　　)。

A. 成纤维细胞 　　　　B. 弹性膜 　　　　C. 胶原纤维

D. 平滑肌 　　　　E. 基质

4. 以下称为弹性动脉的是(　　　)。

A. 大动脉 　　　　B. 中动脉 　　　　C. 小动脉

D. 微动脉 　　　　E. 以上都不是

5. 中动脉中膜的主要组成成分是(　　　)。

A. 胶原纤维 　　　　B. 弹性纤维 　　　　C. 骨骼肌纤维

D. 网状纤维 　　　　E. 平滑肌纤维

6. 中动脉又称(　　　)。

A. 微动脉 　　　　B. 弹性动脉 　　　　C. 肌性动脉

D. 外周阻力血管　　　　　E. 血窦

7. 以下对心脏传导系统的描述,哪一项是错误的? (　　　)

A. 心脏传导系统由特殊的心肌纤维形成

B. 心脏传导系统包括窦房结、房室结、房室束及其分支

C. 心脏传导系统均位于心内膜下层

D. 心脏传导系统的功能是协调心房和心室按一定节律效缩

E. 心脏传导系统中,窦房结位于右心房心外膜深部

8. 心骨骼是(　　　)。

A. 弹性动脉　　　　　　B. 肌性动脉　　　　　　C. 心房钠尿肽

D. 致密结缔组织构成坚实的支架结构　　　　　E. 心内膜的突起薄片状结构

9. 心房肌纤维中电子致密的分泌颗粒内含(　　　)。

A. 神经肽　　　　　　B. 五羟色胺　　　　　　C. 心房钠尿肽

D. 生长激素　　　　　　E. 胰岛素

10. 毛细血管内皮细胞内的质膜小泡的主要作用是(　　　)。

A. 传递化学信息　　　　　　B. 运输大分子物质

C. 分泌第 8 因子　　　　　　D. 贮存第 8 因子相关抗原

E. 参与凝血过程

11. 毛细血管中具有分化能力的细胞是(　　　)。

A. 周细胞　　　　　　B. 内皮细胞　　　　　　C. 平滑肌细胞

D. 成纤维细胞　　　　　E. 以上都不是

12. 周细胞主要分布在(　　　)。

A. 微动脉内皮外　　　　　　B. 小动脉内皮与基膜间

C. 微静脉内皮外　　　　　　D. 毛细血管内皮与基膜间

E. 小静脉内皮与基膜间

13. 以下关于连续毛细血管的描述,哪一项是正确的? (　　　)

A. 内皮细胞质含少量吞饮小泡,内皮细胞间有紧密连接,基膜完整

B. 内皮细胞质含许多吞饮小泡,内皮细胞间有紧密连接,基膜完整

C. 内皮细胞质含许多吞饮小泡,内皮细胞间有间隙,基膜完整

D. 内皮细胞质含许多吞饮小泡,内皮细胞间有紧密连接,基膜不完整

E. 内皮细胞质含少量吞饮小泡,内皮细胞间有间隙,基膜完整

14. 有孔毛细血管(　　　)。

A. 有环型平滑肌　　　　　　B. 有大量弹性纤维

C. 内皮细胞胞质上有孔　　　　　　D. 内皮细胞连续,基膜连续

E. 内皮细胞间有空隙,基膜不完整

15. 窦状毛细血管（　　）。

　　A. 有环型平滑肌　　　　　　　　　　B. 有大量弹性纤维

　　C. 内皮细胞胞质上有孔　　　　　　　D. 内皮细胞连续，基膜连续

　　E. 内皮细胞间有空隙，基膜不完整

16. 连续毛细血管主要分布于（　　）。

　　A. 中枢神经系统，如血脑屏障　　　　　B. 胃肠黏膜

　　C. 内分泌腺　　　　　D. 肝、脾　　　　　E. 肾

17. 有孔毛细血管主要分布于（　　）。

　　A. 中枢神经系统，如血脑屏障　　　　　B. 胃肠黏膜

　　C. 肌组织　　　　　D. 肝、脾　　　　　E. 肾

18. 有孔毛细血管所指的"孔"位于（　　）。

　　A. 内皮细胞连接之间　　　　　　　　B. 基膜上

　　C. 内皮细胞胞质不含核的部分　　　　D. 内皮细胞核

　　E. 以上都不是

19. 血窦不存在于（　　）。

　　A. 肝　　　　　　B. 肾上腺　　　　　　C. 骨髓

　　D. 胃肠黏膜　　　　E. 脾

二、名词解释

1. 弹性动脉。

2. 肌性动脉。

3. 血窦。

4. 微循环。

三、问答题

1. 简述心壁的组织学结构。

2. 简述血管壁的一般结构。

3. 试述大动脉、中动脉壁结构的异同。

4. 试述毛细血管的分类及主要特点。

四、填图题

在横线处填入图 9.1 中对应部位的名称。

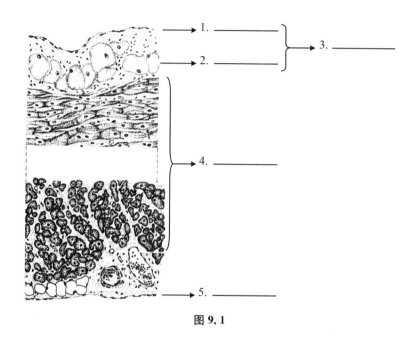

图 9.1

参 考 答 案

一、单选题

1. A 2. E 3. B 4. A 5. E 6. C 7. C 8. D 9. C 10. B 11. A 12. D 13. B 14. C 15. E 16. A 17. B 18. C 19. D

二、名词解释

1. 弹性动脉:大动脉的别称,因中膜层含 40～70 层弹性膜,血管富于弹性。

2. 肌性动脉:中动脉、小动脉和微动脉均属肌性动脉,因中膜层富含平滑肌纤维。

3. 血窦:窦状毛细血管,管腔较大且不规则,内皮细胞有窗孔,无隔膜内皮细胞,基膜不完整。

4. 微循环:指微动脉与微静之间血循环,是血液循环的基本功能单位。

三、问答题

1. 简述心壁的组织学结构。

答:(1) 心内膜,由内向外还可分为内皮、内皮下层,内皮下层的外层即心内膜下层为较疏松的结缔组织,在心室的心内膜下层有浦肯野纤维。

(2) 心肌膜,由心肌纤维构成。

(3) 心外膜是心包膜的脏层,属于浆膜。

(4) 在簧房室孔和动脉口处,由心内膜凸向心腔而成的薄片状结构。

2. 简述血管壁的一般结构。

答:(1) 内膜,分为内皮和内皮下层。

(2) 中膜,可由平滑肌、弹性膜、弹性纤维、胶原纤维等结构组成。

(3) 外膜,一般为结缔组织。

3. 试述大动脉、中动脉壁结构的异同。

答:大动脉、中动脉壁结构的异同见表 9.1。

表 9.1　大动脉中动脉壁结构的异同

	内膜			中膜	外膜
大动脉	内皮	内皮下层		弹性膜	结缔组织
中动脉	内皮	内皮下层	内弹性膜	平滑肌	结缔组织

4. 试述毛细血管的分类及主要特点。

答:毛细血管的分类及主要特点见表 9.2。

表 9.2　毛细血管的分类及主要特点

	内皮	基膜	内皮吞饮泡	内皮窗孔	窗孔隔膜
连续毛细血管	连续	完整	有		
有孔毛细血管	连续	完整		有	有
窦状毛细血管	不连续	不完整或缺如		有	无

四、填图题

1. 内皮。2. 浦肯野纤维。3. 心内膜。4. 心肌膜。5. 间皮。

(黄淑云　许　萍　钟树志)

第十章　皮　　肤

一、实验目的

1. 掌握皮肤的组织结构、汗腺导管部和分泌部的结构特征。
2. 熟悉皮脂腺和毛发的基本结构。

【实验课考试考点】

表皮;真皮;基底层;棘层;颗粒层;角质层;乳头层;网织层;触觉小体;汗腺分泌部;汗腺导管;毛球;毛囊;毛乳头;皮脂腺。

二、实验内容

（一）指掌皮(skin of palm)（见彩图 36～彩图 38）

染色方式:HE。

1. 低倍镜观察

染色深的部分为表皮,染色浅的部分为真皮及皮下组织。

表皮为角化复层扁平上皮,其表面厚厚、红红的为角质层;中间有较多黑色颗粒状的细胞为颗粒细胞;最底层染成紫红色、起伏不平的部分,为表皮的基底层。表皮基膜以下是由结缔组织构成的真皮和含脂肪细胞较多的皮下组织。

2. 高倍镜观察

（1）表皮

表皮由深层至浅层分为五层:

① 基底层:基底层位于基膜上,由一层矮柱状或立方形的基底细胞组成,细胞核呈圆形或卵圆形,胞质嗜碱性,染成淡蓝色。由于有较强的分裂增生能力,形态上细胞不是严格意义的一层。

② 棘层:棘层位于基底层上方,厚薄不一,一般由4～10层多边形的棘细胞组成。棘细胞体积较大,胞核呈圆形或卵圆形,胞质丰富,呈弱嗜碱性,调暗光线,可

见棘细胞表面有刺状的突起，互相连接。靠近颗粒层，棘细胞由多边形渐变为梭形。

③颗粒层：颗粒层位于棘层上方，由3～5层较扁平的梭形细胞构成。胞质内有许多形状不规则、强嗜碱性的透明角质颗粒，这是该层细胞最显著的结构特点。胞核已退化，细胞中呈圆形或椭圆形空白区。

④透明层：透明层位于颗粒层上方，由2～3层扁平的梭形细胞组成，呈强嗜酸性，折光度高，细胞界限不清，胞核消失。

⑤角质层：角质层为表皮浅层，比较厚，由多层扁平的角质细胞组成。细胞界限不清，胞质呈嗜酸性，均质状，胞核消失。此层内常可见呈螺旋形的腔隙，为汗腺在表皮中的导管。

(2)真皮

真皮位于表皮下方，分为乳头层和网织层，两者之间无明显界限。

①乳头层：乳头层位于表皮基膜的下方，由薄层较致密的结缔组织构成，纤维较细，着色较浅。此层结缔组织凸向表皮形成许多真皮乳头，使表皮和真皮的连接面扩大，连接更加牢固。有的乳头内有丰富的毛细血管，有的乳头内可见触觉小体和游离神经末梢。

②网织层：网织层位于乳头层下方，由较厚的致密结缔组织构成。此层结缔组织胶原纤维粗大，着色较红，排列不规则。此层内含有较多的血管、神经、淋巴管、汗腺分泌部及其导管部，深部常见环层小体。

(3)皮下组织

皮下组织位于真皮下方，由疏松结缔组织和脂肪组织构成。

仔细观察汗腺(见彩图35)：汗腺为单曲管状腺，分泌部盘曲成团，位于真皮深层和皮下组织中。

①分泌部：在真皮深层和皮下组织中可见腺腔较小，由1～2层锥体形或矮柱状上皮细胞围成，胞质染色浅，胞核呈圆形，位于细胞基底部。

②导管：由两层较小的立方上皮细胞构成，胞质弱嗜碱性，着色较深。在汗腺分泌部附近可见导管部的断面。趋向真皮浅层，可见汗腺导管的一部分。

(二)头皮(scalp)(见彩图39)

染色方式：HE。

1. 低倍镜观察

初步区分头皮的表皮、真皮和附属结构。

(1)表皮

与手指皮表皮相比较，可见头皮的表皮较薄，无透明层，各层的细胞层数较少。

（2）毛

分为露出皮肤表面的毛干、埋在皮肤内的毛根和毛球三部分。毛干和毛根上部着棕黄色或棕黑色。

① 毛囊：包在毛根外面的上皮和结缔组织构成的鞘状结构，为毛囊。毛囊呈鞘状，包裹毛根。毛囊分为内、外两层，内层为上皮性根鞘，由复层扁平上皮细胞构成；外层为结缔组织性鞘，由致密结缔组织构成。

② 毛球：毛根和毛囊下端形成合为一体的球形膨大，即毛球。

③ 毛乳头：毛球底面内陷、结缔组织突入其中形成着色浅的毛乳头。毛乳头内含有毛细血管和神经末梢。

④ 毛母质：毛乳头外周的毛球上皮细胞为毛母质，其间散在有黑素细胞。

（3）立毛肌

立毛肌位于皮脂腺一侧，为一束斜行的平滑肌，其下端附着于毛囊的结缔组织性鞘上，其上端终止于真皮的乳头层。

（4）皮脂腺

皮脂腺为泡状腺，多位于毛囊与立毛肌之间，皮脂腺导管短，分泌部由一个或几个腺泡构成。

（5）汗腺

汗腺与指掌皮所见略同。

2. 高倍镜观察

观察皮脂腺的结构。

（1）分泌部

腺泡中部的细胞体积大，呈多边形，着色浅；胞核呈圆形，位于细胞的中央（有的胞核未切到或已退化消失）；腺泡周围部分的细胞体积较小，染色较深，为干细胞，它们不断增殖逐渐向腺泡中央移动，渐变为中部形态细胞。

（2）皮脂腺

皮脂腺导管短，导管由复层扁平上皮构成，开口于毛囊上部。有的皮脂腺导管未切到，仅见皮脂腺腺泡。

三、思考题

1. 光镜下如何区分皮脂腺与汗腺？
2. 指掌皮与头皮结构有何异同？

习　题

一、单项选择题

1. 厚表皮由基底面至游离面依次为（　　）。

A. 基底层、颗粒层、透明层、棘层、角质层

B. 基底层、棘层、角质层、颗粒层、透明层

C. 基底层、颗粒层、棘层、透明层、角质层

D. 基底层、透明层、棘层、颗粒层、角质层

E. 基底层、棘层、颗粒层、透明层、角质层

2. 表皮基底细胞的特点不包括（　　）。

A. 细胞呈矮柱状　　　　　　　　　　B. 胞质嗜酸性

C. 含有张力丝和丰富的游离核糖体　　D. 借半桥粒与基膜相连接

E. 具有分裂增殖能力

3. 皮肤的创伤愈合中，具有重要的再生修复作用的细胞常见于（　　）。

A. 基底层　　　　　B. 棘层　　　　　C. 颗粒层

D. 透明层　　　　　E. 角质层

4. 以下关于表皮棘细胞的特征描述，哪一项是错误的？（　　）

A. 细胞较大，呈多边形

B. 表面有许多棘状突起

C. 相邻细胞的棘状突起以桥粒相连

D. 细胞质中含透明角质颗粒

E. 细胞质弱嗜碱性

5. 符合棘细胞结构特点的是（　　）。

A. 无细胞核，细胞质嗜酸性，细胞膜较厚

B. 无细胞核，细胞质不易着色，细胞膜较厚

C. 深层细胞含黑素颗粒

D. 细胞核呈卵圆形，细胞质嗜酸性，内含较多的游离核糖体

E. 细胞表面有许多短小的突起，胞质内含较多的游离核糖体、角蛋白丝和板层颗粒

6. 以下关于表皮颗粒层细胞的特征描述，哪一项是错误的？（　　）

A. 细胞呈扁梭形　　　　　　　　B. 细胞内含大量的透明角质颗粒

C. 电镜下,透明角质颗粒有膜包裹　　D. 颗粒呈强嗜碱性

E. 细胞质内板层颗粒多

7. 以下关于表皮角质层细胞的主要特征描述,哪一项是错误的?（　　）

A. 由多层扁平的角质细胞组成　　　　B. 可见胞核

C. 胞质中充满角蛋白丝　　　　　　　D. 细胞膜增厚

E. 细胞彼此连接不牢,逐渐脱落

8. 表皮角质细胞具有的主要特征是(　　)。

A. 细胞质中含许多板层颗粒

B. 细胞间有中间连接

C. 细胞质中充满角蛋白,细胞膜加厚,细胞核和细胞器均消失

D. 细胞质中充满透明角质颗粒

E. 细胞质呈强嗜碱性

9. 皮肤表皮中的黑素细胞结构特点是(　　)。

A. 位于表皮基底层细胞间,可见其细胞突起伸入基底细胞和棘细胞之间

B. 位于表皮基底层细胞间,细胞呈扁平形,细胞质内含大量的黑素颗粒

C. 位于表皮基底层细胞间,可见其细胞突起伸入角质形成细胞之间,并与其形成桥粒

D. 位于真皮乳头层,细胞较圆,细胞质内含大量游离核糖体

E. 位于真皮乳头层,散在分布,细胞质内含大量黑素颗粒

10. 皮肤表皮中的郎格汉斯细胞的结构特点是(　　)。

A. 形态类似黑素细胞,但细胞质内不含黑素颗粒,而含有伯贝克颗粒

B. 细胞小,无细胞突起,细胞质中含许多伯贝克颗粒

C. 细胞大,无细胞突起,细胞质中含许多伯贝克颗粒

D. 细胞形态类似于黑素细胞,主要位于皮肤乳头层

E. 细胞质内也含较多的黑素颗粒,但与黑素颗粒的功能不同

11. 皮肤表皮中的梅克尔细胞的结构特点是(　　)。

A. 主要分布在真皮乳头层,细胞大而圆,细胞质内含大量张力纤维

B. 细胞分布于棘层,其与角质形成细胞间有桥粒,胞内含分泌颗粒

C. 细胞分布于真皮乳头层,其与基底细胞间有桥粒,胞内含分泌颗粒

D. 细胞分布于基底层,是一种具有短指状突起的细胞,胞内含分泌颗粒

E. 细胞分布于基底层,是一种具有短指状突起的细胞,胞内不含分泌颗粒

12. 下列哪一项不符合真皮乳头层的特征?（　　）

A. 为紧靠表皮的薄层结缔组织

B. 为真皮向表皮底部突入而形成的乳头状突起

C. 内含丰富的毛细血管

D. 常含游离神经末梢

E. 无触觉小体

13. 真皮网织层的结构特征是( )。

A. 含有粗大的胶原纤维束、触觉小体和环层小体

B. 含有大量乳头状突起,其中有环层小体

C. 含有大量胶原纤维束、汗腺和触觉小体

D. 主要由致密结缔组织组成,其深层可见触觉小体

E. 胶原纤维束交织成网,可见血管、淋巴管和环层小体

14. 以下关于外泌汗腺的特征描述,哪一项是错误的?( )

A. 分泌部由锥形、染色浅的腺细胞围成

B. 分泌部盘曲成团

C. 导管由两层立方形细胞围成

D. 腺细胞与基膜之间有肌上皮细胞

E. 其分泌主要由受性激素的调节

15. 以下关于毛的特征描述,哪一项是错误的?( )

A. 由毛干、毛根和毛球三部分组成

B. 毛干和毛根由排列规则的角化上皮细胞组成

C. 毛囊包在毛根周围,分上皮性鞘和结缔组织性鞘

D. 毛乳头是毛和毛囊的生长点

E. 毛乳头对毛的生长起诱导和营养作用

16. 以下关于立毛肌的特征描述,哪一项是错误的?( )

A. 位于毛囊旁,在毛根与皮肤表面呈钝角一侧

B. 为一小束斜行的平滑肌束

C. 连接毛囊和真皮

D. 受副交感神经支配

E. 收缩时可使毛发直立

17. 皮肤中的抗原呈递细胞是( )。

A. 黑素细胞 B. 棘细胞 C. 颗粒细胞

D. 朗格罕氏细胞 E. 梅克尔细胞

二、名词解释

1. 表皮。

2. 黑素细胞。

3. 郎格汉斯细胞。

三、简答题

1. 简述角质形成细胞从表皮深层至浅层的结构变化。
2. 简述毛的结构和生长更新。

四、填图题

在横线处填入图 10.1 中对应部位的名称。

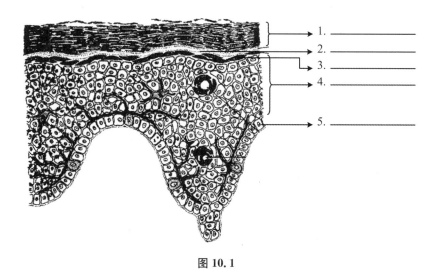

1. ＿＿＿＿＿＿＿
2. ＿＿＿＿＿＿＿
3. ＿＿＿＿＿＿＿
4. ＿＿＿＿＿＿＿
5. ＿＿＿＿＿＿＿

图 10.1

参 考 答 案

一、单项选择题

1. E　2. B　3. A　4. D　5. E　6. C　7. B　8. C　9. A　10. A　11. D
12. E　13. E　14. E　15. D　16. D

二、名词解释

1. 表皮:位于皮肤浅层,由角化的复层扁平上皮构成。厚表皮从基底面到表面分为基底层、棘层、颗粒层、透明层和角质层。

2. 黑素细胞:可生成黑色素。胞体多散在于基底细胞间,突起深入基底细胞和棘细胞间。电镜下胞质内含特征性的黑素体。

3. 郎格汉斯细胞:散在于棘层浅部,HE 染色,呈圆形,核深染,胞质清亮。电镜下可见胞质内有特征性伯贝克颗粒。

三、简答题

1. 角质形成细胞从表皮深层至浅层可分为五层。

(1) 基底层:由一层矮柱状细胞——基底细胞组成,胞质嗜碱性。

(2) 棘层:由 4～10 层多边形细胞——棘细胞构成,胞质弱嗜碱性;电镜下可见板层颗粒。

(3) 颗粒层:由 3～5 层梭形细胞组成,胞质内含强嗜碱性透明角质颗粒。

(4) 透明层:由 2～3 层扁平细胞组成,细胞界限不清,胞核消失,强嗜酸性折光度高。

(5) 角质层:多层扁平角质细胞组成,胞质充满角蛋白丝束和均质状物质。

2. 毛发分毛干、毛根和毛球三部分。毛干和毛根由排列规则的角化上皮细胞组成,毛根外包有毛囊,毛囊分内面的上皮性鞘和外面的结缔组织性鞘。毛根和毛囊上皮性鞘下端合为一体,膨大为毛球,毛球是毛和毛囊的生长点,毛球底面有结缔组织突入其中形成毛乳头。毛乳头对毛的生长起诱导和营养作用。

四、填图题

1. 角质层。2. 透明层。3. 颗粒层。4. 棘层。5. 基底层。

(李玉磊　王爱侠)

第十一章 免疫系统

一、实验目的

1. 掌握胸腺的组织结构。
2. 掌握淋巴结的组织结构。
3. 掌握脾脏的组织结构。
4. 了解扁桃体的结构。

【实验课考试考点】

胸腺;胸腺小体;淋巴结;淋巴小结;被膜下窦;小梁周窦;髓索;髓窦;脾脏;白髓;红髓;脾小体;中央动脉;动脉周围淋巴鞘;脾索;脾血窦。

二、实验内容

(一)胸腺(thymus)(见彩图40)

染色方式:HE。

1. 低倍镜观察

胸腺表面是粉红色的被膜,由结缔组织构成。结缔组织伸入胸腺内形成小叶间隔,将胸腺分隔成许多不完全的小叶。小叶周边深紫蓝色的是皮质,中央色浅的是髓质。

2. 高倍镜观察

(1)皮质

皮质由密集的胸腺细胞和少量胸腺上皮细胞组成。胸腺细胞体小而圆;核圆,染色深;胞质少,呈紫蓝色。胸腺上皮细胞体积较大,形状不规则;胞质较多,呈浅粉色;核较大,卵圆形,着色浅,核仁明显。

(2)髓质

髓质主要由胸腺细胞和胸腺上皮细胞组成,但与皮质相比,胸腺上皮细胞增多,胸腺细胞较少,故髓质着色较浅,其内可见特征性结构——胸腺小体散在分布。

胸腺小体染成红色,呈圆形或椭圆形,大小不一,由数层扁平的胸腺上皮细胞呈同心圆排列形成;小体外层的细胞有细胞核,呈新月状;小体中心的细胞核消失,胞质均质红染。

(二)淋巴结(lymph node)(见彩图 41、彩图 42)

染色方式:HE。

1. 肉眼观察

标本外周粉红色结构为被膜,被膜下方的深蓝色部分为皮质,中央染色深浅不一的为髓质。有的标本在淋巴结的一侧有凹陷而无皮质结构,该处为淋巴结门部。

2. 低倍镜观察

(1)被膜与小梁

被膜由薄层致密的结缔组织构成,其内可见到输入淋巴管的断面。被膜中的结缔组织伸入实质内形成小梁,小梁粗细不等,其切面呈不同形状。

(2)皮质

皮质位于被膜下方,由浅层皮质、副皮质区和皮质淋巴窦组成。

① 浅层皮质:浅层皮质位于皮质浅层,由淋巴小结和小结间的弥散淋巴组织组成。淋巴小结是由淋巴细胞密集排列而成的圆形或椭圆形的结构,大小不等,多呈单层分布,小结的中央着色浅的部分为生发中心(典型者可分辨出深部的暗区和浅部的明区),周围色深的为小结帽,小结帽顶部朝向被膜。

② 副皮质区:副皮质区位于皮质的深层,为一片弥散的淋巴组织,无明显界限。

③ 皮质淋巴窦:皮质淋巴窦位于被膜与淋巴组织之间(被膜下窦)以及小梁与淋巴组织之间(小梁周窦),染色浅,细胞稀疏。

(3)髓质

髓质位于淋巴结中央,由髓索、髓窦组成。

① 髓索:髓索是由密集的淋巴组织构成的不规则的条索状结构,它们相互连接成网,在切片中呈不同形状的深紫蓝色断面。

② 髓窦:髓窦是位于髓索之间或髓索与小梁之间的浅染区,结构与皮质淋巴窦相似且与其相通。

3. 高倍镜观察

仔细观察淋巴窦:淋巴窦窦壁有扁平的内皮细胞衬里;窦腔内有星状的内皮细胞、巨噬细胞及淋巴细胞。星状内皮细胞的核较大,呈圆形或椭圆形,细胞质弱嗜酸性,细胞间以突起状彼此相连;巨噬细胞常附着于内皮细胞,其胞体较大,胞质嗜酸性较强;淋巴细胞散在分布。

（三）脾(spleen)（见彩图 43、彩图 44）

染色方式:HE。

1. 肉眼观察

标本表面有被染成粉红色的被膜。脾实质的大部分呈红紫色,为红髓,散在分布的紫蓝色结构,为白髓。

2. 低倍镜观察

（1）被膜与小梁

被膜由较厚的致密结缔组织组成,内含平滑肌纤维。被膜外面覆盖有间皮。被膜的结缔组织伸入实质形成小梁,呈不同形状的切面,近脾门的小梁内可见小梁动、静脉。

（2）白髓

散在分布在实质内染成深蓝色的团块为白髓,主要由密集的淋巴组织构成,可分为动脉周围淋巴鞘、淋巴小结和边缘区三个组成部分。

① 动脉周围淋巴鞘:动脉周围淋巴鞘由厚层弥散淋巴组织围绕在中央动脉的周围形成,由于动脉走向不一,镜下可见各种断面。

② 淋巴小结:淋巴小结又称脾小体,位于动脉周围淋巴鞘的一侧,结构同淋巴结内的淋巴小结,小结帽朝向红髓,小结内有中央动脉分支。

③ 边缘区:边缘区是白髓周边向红髓移行的区域,它与红髓脾索无明显界限。

（3）红髓

红髓染色较红,分布于白髓之间及白髓与小梁之间,由脾索和脾血窦构成。

① 脾索:脾索为密集排列的条索状结构,呈紫红色,相互连接成网。

② 脾血窦:脾血窦位于脾索之间的不规则形腔隙中,大小不等。窦腔有的空虚,有的含大量血细胞。窦壁邻接脾索,当窦腔空虚时较易辨认。

3. 高倍镜观察

（1）脾索

脾索由淋巴组织构成,其中富含血细胞。

（2）脾血窦

脾血窦窦壁内皮细胞为长杆状,沿脾血窦长轴平行排列,细胞核所在处细胞体向窦腔内隆起,内皮细胞之间有小间隙。若为脾血窦横切,内皮细胞核呈圆形,突向腔面,须与淋巴细胞相区别。窦腔内可有血细胞,以红细胞占多数。

（四）腭扁桃体(palatine tonsil)

染色方式:HE。

1. 低倍镜观察

（1）上皮和隐窝

上皮由未角化的复层扁平上皮构成，其内可见少量染色较深的细胞核，为侵入上皮内的淋巴细胞。上皮向固有层内凹陷形成隐窝，隐窝的上皮也是复层扁平上皮，隐窝内有脱落的上皮细胞及游离的淋巴细胞，隐窝深部的上皮内可见大量的淋巴细胞浸润。

（2）固有层

固有层位于上皮下及隐窝周围，有密集分布的淋巴小结和弥散淋巴组织。

（3）被膜

被膜位于淋巴组织的深面，由结缔组织构成，染成粉红色。

2. 高倍镜观察

隐窝深部的上皮内可见有大量淋巴细胞和一些巨噬细胞。

三、示教

毛细血管后微静脉示教：可见其内皮细胞呈立方形或柱状。

四、思考题

淋巴结与脾脏的光镜结构有何不同？如何区分？

习　　题

一、单项选择题

1. 下列哪种细胞是抗原呈递细胞？（　　　）

A. 中性粒细胞　　　　B. 朗格汉斯细胞　　　　C. 浆细胞

D. 网状细胞　　　　E. 嗜酸性粒细胞

2. 以下关于周围淋巴器官的描述，哪一项是错误的？（　　　）

A. 包括淋巴结、脾、扁桃体等

B. 其发生较中枢淋巴器官早，在出生数月后逐渐发育完善

C. 是成熟淋巴细胞定居、对外来抗原产生免疫应答的主要场所

D. 无抗原刺激时其体积相对较小

E. 受抗原刺激后则迅速增大,免疫应答过后又逐渐复原

3. 在人体中,中枢淋巴器官包括（　　）。

A. 淋巴结及脾　　　　　　B. 胸腺及淋巴结　　　　　　C. 胸腺及脾

D. 胸腺及骨髓　　　　　　E. 胸腺及扁桃体

4. 构成免疫系统核心的细胞是（　　）。

A. 浆细胞　　　　　　　　B. 肥大细胞　　　　　　　　C. 淋巴细胞

D. 内皮细胞　　　　　　　E. 网状细胞

5. 以下哪一种细胞不属于单核吞噬细胞系统?（　　）

A. 单核细胞　　　　　　　B. 中性粒细胞　　　　　　　C. 肝巨噬细胞

D. 破骨细胞　　　　　　　E. 小胶质细胞

6. 胸腺皮质与髓质相比,前者的主要结构特点是（　　）。

A. 胸腺细胞多,胸腺上皮细胞少　　B. 胸腺细胞少,胸腺上皮细胞多

C. 胸腺细胞和胸腺上皮细胞均较少　D. 胸腺细胞和胸腺上皮细胞均较多

E. 有胸腺小体

7. 胸腺小体位于（　　）。

A. 胸腺的皮质和髓质　　　　　　B. 胸腺的髓质　　　　　　C. 胸腺的皮质

D. 胸腺皮质与髓质交界处　　　　E. 胸腺的小叶间隔内

8. 浆细胞主要分布在（　　）。

A. 淋巴结的浅层皮质　　　　　　B. 淋巴结的副皮质区

C. 淋巴结的皮质　　　　　　　　D. 淋巴结的髓索

E. 淋巴窦腔内

9. 淋巴结副皮质区（　　）。

A. 在被膜下,主要含 T 细胞　　　　B. 在皮质浅部,主要含 B 细胞

C. 在皮质深部,主要含 T 细胞　　　D. 在髓质浅部,主要含 B 细胞

E. 在髓质深部,主要含 T 细胞

10. 淋巴结滤过淋巴清除抗原的细胞主要是（　　）。

A. 淋巴窦壁内皮细胞　　　　　　B. 网状细胞　　　　　　C. B 细胞

D. 浆细胞　　　　　　　　　　　E. 巨噬细胞

11. 淋巴细胞再循环途径的重要部位是（　　）。

A. 淋巴小结　　　　　　　B. 副皮质区　　　　　　　　C. 高内皮微静脉

D. 淋巴窦　　　　　　　　E. 脾索

12. 以下关于淋巴结的论述,错误的是（　　）。

A. 被膜中有输入淋巴管　　　　　B. T 细胞主要分布在皮质深层

C. 髓窦中有巨噬细胞　　　　　　D. 能过滤淋巴

E. 主要参与细胞免疫

13. 淋巴结滤过淋巴的部位主要是(　　　)。

A. 浅层皮质　　　　　　B. 副皮质区　　　　　　C. 淋巴小结

D. 髓索　　　　　　　　E. 淋巴窦

14. 以下关于淋巴结和脾的共同点论述,错误的是(　　　)。

A. 实质均由皮质和髓质构成　　　　B. 被膜组织均伸入实质构成小梁

C. 均有胸腺依赖区　　　　　　　　D. 均有淋巴小结

E. 均能参与细胞免疫和体液免疫

15. 在淋巴结和脾,以 T 细胞为主的结构分别是(　　　)。

A. 副皮质区和淋巴小结　　　　　　B. 副皮质区和脾索

C. 副皮质区和动脉周围淋巴鞘　　　D. 淋巴小结和动脉周围淋巴鞘

E. 淋巴小结和边缘窦

16. 以下关于脾结构的论述,哪一项是错误的?(　　　)

A. 被膜表面覆有间皮　　　　　　　B. 实质由白髓和红髓组成

C. 含有大量血窦,无淋巴窦　　　　D. 脾血窦由高内皮细胞组成

E. 脾血窦内皮细胞外有不完整基膜

17. 脾血窦内皮细胞的形状是(　　　)。

A. 长杆状　　　　　　　B. 立方形　　　　　　　C. 扁平形

D. 柱状　　　　　　　　E. 多边形

18. 组成脾白髓的结构是(　　　)。

A. 边缘区和脾索　　　　　　　　　B. 淋巴小结和脾索

C. 脾索和脾窦和边缘区　　　　　　D. 脾索和动脉周围淋巴鞘

E. 动脉周围淋巴鞘、淋巴小结和边缘区

19. 以下关于脾的功能,哪一项是错误的?(　　　)

A. 造血　　　　　　　　　　　　　B. 参与机体的细胞免疫

C. 参与机体的体液免疫　　　　　　D. 有滤过血液的功能

E. 有滤过淋巴的功能

20. 脾的胸腺依赖区是(　　　)。

A. 脾小体　　　　　　　B. 脾索　　　　　　　　C. 白髓

D. 动脉周围淋巴鞘　　　E. 边缘区

21. 以下关于脾结构的论述,哪一项正确?(　　　)

A. 红髓色深,由淋巴小结组成　　　B. 白髓色浅,由血窦组成

C. 动脉周围淋巴鞘主要含 B 细胞　　D. 脾索主要含 T 细胞

E. 脾索内的血细胞可经内皮间隙进入脾血窦内

22. 脾滤血的主要部位是( )。

A. 动脉周围淋巴鞘和脾小结   B. 边缘区和动脉周围淋巴鞘

C. 脾索   D. 淋巴小结和脾血窦

E. 以上均不对

二、名词解释

1. 单核吞噬细胞系统。

2. 淋巴小结。

3. 高内皮微静脉。

三、问答题

1. 简述淋巴细胞再循环的途径和意义。

2. 简述血-胸腺屏障的组成和功能。

3. 试述淋巴结和脾在结构和功能上的异同点。

4. 在细胞免疫应答和体液免疫应答过程中,淋巴结和脾的结构各发生了什么变化?

四、填图题

在横线处填入图 11.1 及图 11.2 中对应部位的名称。

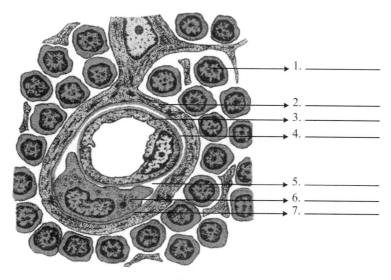

1. ＿＿＿＿＿＿

2. ＿＿＿＿＿＿

3. ＿＿＿＿＿＿

4. ＿＿＿＿＿＿

5. ＿＿＿＿＿＿

6. ＿＿＿＿＿＿

7. ＿＿＿＿＿＿

图 11.1

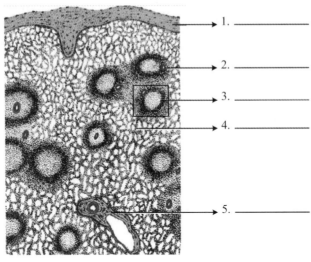

1. _____

2. _____

3. _____

4. _____

5. _____

图 11.2

参 考 答 案

一、选择题

1. B 2. B 3. D 4. C 5. B 6. A 7. B 8. D 9. C 10. E 11. C
12. E 13. E 14. A 15. C 16. D 17. A 18. E 19. E 20. D
21. E 22. C

二、名词解释

1. 单核吞噬细胞系统:是单核细胞和由其分化而来的具有吞噬功能的细胞的统称。包括血液中的单核细胞,结缔组织、肝、脾和淋巴组织内的巨噬细胞,骨组织内的破骨细胞,神经组织内的小胶质细胞等。

2. 淋巴小结:又称淋巴滤泡,是淋巴组织的一种存在形态,为直径 1~2 mm 的球形小体,界限较明显,主要由 B 细胞聚集而成。可分为初级淋巴小结和次级淋巴小结两种。

3. 高内皮微静脉:为存在于弥散淋巴组织内的毛细血管后微静脉,因其内皮细胞横切面近似立方形而命名,是淋巴细胞从血液进入淋巴组织的重要通道。

三、问答题

1. 简述淋巴细胞再循环的途径和意义。

答:(1) 途径:

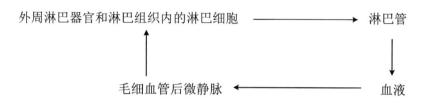

(2) 意义:有利于识别抗原,促进免疫细胞间的协作,使分散于全身的免疫细胞成为一个相互关联的统一体。

2. 简述血-胸腺屏障的组成和功能。

答:血-胸腺屏障是指胸腺皮质的毛细血管及其周围具有屏障作用的结构,包括:

① 连续毛细血管,其内皮细胞间有完整的紧密连接;② 内皮周围连续的基膜;③ 血管周隙,内含巨噬细胞;④ 上皮基膜;⑤ 一层连续的胸腺上皮细胞。

这一屏障结构可阻挡血液内的大分子物质如抗原、抗体、药物等进入胸腺皮质,对维持胸腺内环境的稳定、保证胸腺细胞的正常发育起着极其重要的作用。

3. 试述淋巴结和脾在结构和功能上的异同点。

答:(1) 结构上的相同点:均有由致密结缔组织构成的被膜和小梁;均以网状组织为支架,内有大量淋巴组织;都有淋巴小结和胸腺依赖区(淋巴结为副皮质区、脾为动脉周围淋巴鞘);均有条索状淋巴组织(淋巴结为髓索、脾为脾索)。

结构上的不同点:淋巴结被膜薄,有输入淋巴管穿过;脾的被膜较厚,富含弹性纤维及平滑肌纤维,表面覆有间皮。淋巴结实质分为皮质和髓质两部分,皮质由浅层皮质、副皮质区及皮质淋巴窦构成,髓质由髓索和髓窦组成;脾的实质包括白髓和红髓,白髓由动脉周围淋巴鞘、淋巴小结和边缘区构成,红髓由脾索和脾血窦组成。

(2) 功能上的相同点:均为机体免疫应答的场所。

功能上的不同点:淋巴结主要针对淋巴内的抗原产生免疫应答,此外还有滤过淋巴的功能。而脾脏主要针对血源性抗原产生免疫应答,此外还有滤血、造血和储血功能。

4. 在细胞免疫应答和体液免疫应答过程中,淋巴结和脾的结构各发生什么变化?

答:作为外周淋巴器官,在发挥免疫功能时,淋巴结和脾内细胞免疫应答和体液免疫应答常同时发生使器官体积增大的作用。

淋巴结:细胞免疫应答时,副皮质区明显扩大,效应 T 细胞增多;体液免疫应答时,淋巴小结增多增大,髓索中浆细胞增多。

脾:细胞免疫应答时,动脉周围淋巴鞘显著增厚;体液免疫应答时,淋巴小结增多增大,脾索内浆细胞增多。

四、填图题

图 11.1:

1. 胸腺细胞。2. 胸腺上皮细胞突起。3. 内皮细胞。4. 内皮基膜。5. 血管周隙。6. 巨噬细胞。7. 上皮基膜。

图 11.2:

1. 被膜。2. 中央动脉。3. 白髓。4. 红髓。5. 小梁。

（伍雪芳）

第十二章 内分泌系统

一、实验目的

1. 掌握甲状腺的组织结构。
2. 掌握肾上腺皮质各带的细胞及髓质嗜铬细胞的形态特点。
3. 熟悉脑垂体各部的位置及结构特点,掌握脑垂体远侧部各种细胞的形态特点。
4. 了解甲状旁腺的组织结构。

【实验课考试考点】

甲状腺;甲状腺滤泡;滤泡上皮细胞;滤泡旁细胞;胶质;肾上腺;球状带;束状带;网状带;肾上腺髓质;垂体;腺垂体远侧部嗜酸性细胞;腺垂体远侧部嗜碱性细胞;神经垂体;赫令体。

二、实验内容

(一) 甲状腺(thyroid gland)(见彩图 45)

染色方式:HE。

1. 低倍镜观察

甲状腺表面的薄层粉红色的结构为被膜,由结缔组织组成。实质内含许多大小不等、呈圆形或不规则形的甲状腺滤泡,滤泡壁由单层上皮围成,滤泡腔内有红色、均质状的胶质。滤泡之间有结缔组织和血管。

2. 高倍镜观察

(1) 滤泡

滤泡上皮细胞一般呈立方形,随功能状态不同也可呈低柱状或扁平形,细胞顶端与胶质之间常有空泡存在。

(2) 滤泡旁细胞

在滤泡上皮细胞之间或滤泡之间,有时可见胞体较大,胞质染色淡而明亮,呈椭圆形或多边形的细胞,即滤泡旁细胞。可单个或成群分布。

(二)甲状旁腺(parathyroid gland)

染色方式:HE。

1. 低倍镜观察

表面包有薄层粉红色的结缔组织被膜,实质内腺细胞排列成团、索状,其间有少量结缔组织和丰富的毛细血管。

2. 高倍镜观察

(1)主细胞

主细胞数量多,胞体小,呈多边形,核圆居中,胞质染色浅。

(2)嗜酸性细胞

嗜酸性细胞单个或成群出现,数量少,胞体较大,胞质染红色,核相对较小而染色深。

(三)肾上腺(adrenal gland)(见彩图46)

染色方式:HE。

1. 肉眼观察

外周粉红色结构为被膜,被膜下方大部分为皮质,中央浅紫蓝色的为髓质。

2. 低倍镜观察

(1)被膜

被膜由结缔组织组成。

(2)皮质

皮质由外向内依次分为三个带:

① 球状带:球状带位于被膜之下,最薄,细胞排列成球团状,染色深。

② 束状带:束状带位于球状带的内侧,最厚,细胞排列成条索状,染色浅。

③ 网状带:网状带紧靠髓质,较薄,细胞索相互连接成网,染色较红。

(3)髓质

髓质细胞排列成索团状,在髓质中较大的腔隙为中央静脉。

3. 高倍镜观察

(1)球状带

球状带细胞较小,呈锥形;核小染色深;胞质弱嗜碱性或弱嗜酸性染色。细胞团间有血窦。

(2)束状带

束状带细胞较大,呈多边形;核较大,圆形,着色浅;胞质淡红色,内含大量空泡,故该层细胞着色浅。细胞索间有血窦。

（3）网状带

网状带细胞较小,呈多边形;核小染色深;胞质呈红色。在网状细胞索的网眼中有血窦。

（4）髓质细胞

髓质细胞细胞大小不等,呈多边形;核圆形;胞质弱嗜碱性,染色浅,细胞界限不清楚。细胞呈团、索状排列,其间偶见交感神经节细胞。交感神经节细胞胞体较大,胞质内含有细颗粒状的尼氏体,细胞核大、圆形、染色浅、核仁明显。

（四）脑垂体（hypophysis）（见彩图 47～彩图 49）

染色方式:HE。

1. 肉眼观察

标本的大部分染色深,为腺垂体的远侧部,染色浅的部分为神经垂体的神经部,两者之间为腺垂体的中间部,一般标本未切到结节部。

2. 低倍镜观察

（1）远侧部

远侧部细胞密集成团或索状,少数围成滤泡,细胞间有丰富的血窦。

（2）中间部

中间部狭窄,有大小不等的滤泡,此外也有一些排列成团、索状的细胞。有的切片未切到该部。

（3）神经部

神经部染色浅,细胞少,主要是神经纤维,还可见较丰富的毛细血管。

3. 高倍镜观察

（1）远侧部

① 嗜酸性细胞:嗜酸性细胞数量较多。细胞较大,呈圆形或椭圆形;核圆;胞质染成红色。

② 嗜碱性细胞:嗜碱性细胞数量少。细胞较大,呈椭圆形或多边形;核圆;胞质染成紫蓝色。

③ 嫌色细胞:嫌色细胞数量最多。细胞小,胞质着色浅,细胞轮廓不明显,有的仅见圆形细胞核。

（2）中间部

滤泡上皮由较小的立方形或柱状的嗜碱性细胞构成,滤泡腔内含有红色或蓝紫色胶状物。

（3）神经部

可见大量浅粉红色的纤维为无髓神经纤维,其间有散在分布的神经胶质细胞。

神经胶质细胞大小不一,形态多样,核呈圆形或椭圆形,有的胞质内含有黄褐色的色素颗粒。此外,偶尔还可见到大小不等、染成浅红色的均质状团块,即赫令体。

三、示教

1. 滤泡旁细胞

染色方式:镀银染色。

用此法染色可见在淡黄色的滤泡上皮细胞之间和滤泡间的结缔组织内,有胞体较大,胞质内充满许多粗大的棕黑色颗粒的细胞,即滤泡旁细胞。

2. 嗜铬细胞

染色方式:铬盐浸染。

可见嗜铬细胞呈多边形,胞质内有黄褐色的嗜铬颗粒。

四、思考题

内分泌腺分泌激素异常会导致哪些疾病?

习　　题

一、单项选择题

1. 以下关于内分泌腺的描述,错误的是(　　　)。

A. 无导管

B. 毛细血管丰富

C. 腺细胞排列成索状、网状、团状或滤泡状

D. 合成的激素均需通过血循环作用于靶细胞

E. 激素须与其靶细胞受体结合才能产生生理效应

2. 以下关于甲状腺滤泡结构和功能的描述,哪一项是错误的?(　　　)

A. 壁由滤泡上皮细胞围成,腔内含胶状物

B. 上皮细胞的高低与功能状态有关

C. 可合成和分泌甲状腺素

D. 可合成和分泌大量的 T4 和少量的 T3

E. 因其分泌的激素可促进生长发育,故幼儿甲状腺机能低下,可导致侏儒症

3. 碘化的甲状腺球蛋白存在于( )。

A. 滤泡腔内   B. 滤泡旁细胞胞质内

C. 滤泡之间   D. 滤泡上皮细胞胞质内

E. 以上都不是

4. 甲状腺素的贮存形式是( )。

A. 甲状腺球蛋白   B. 甲状腺球蛋白前体

C. T3 和 T4   D. 碘化的甲状腺球蛋白

E. 胶质小泡

5. 以下关于甲状腺滤泡旁细胞的描述,哪一项是错误的? ( )

A. 位于滤泡之间或滤泡上皮细胞之间

B. 单个或成群存在

C. HE 染色标本上,它比滤泡上皮细胞大且色浅

D. 镀银染色可见胞质内有嗜银颗粒

E. 其分泌的激素可使血钙浓度升高

6. 以下关于甲状旁腺的描述,哪一项是错误的? ( )

A. 细胞排列成索团状

B. 主细胞占大多数

C. 嗜酸性细胞体积大

D. 嗜酸性细胞内大量的嗜酸性颗粒即甲状旁腺激素

E. 嗜酸性细胞单个或成群存在

7. 以下关于肾上腺皮质球状带的描述,哪一项最正确? ( )

A. 分泌盐皮质激素   B. 位于被膜下   C. 腺细胞聚集成球形

D. 在皮质所占的体积仅次于束状带   E. 以上都对

8. 以下关于肾上腺皮质束状带的描述,哪一项正确? ( )

A. 位于皮质最内层   B. 腺细胞胞质呈泡沫状或空泡状

C. 腺细胞呈嗜酸性   D. 腺细胞呈球形

E. 分泌盐皮质激素

9. 肾上腺皮质球状带、束状带和网状带分泌的激素依次是( )。

A. 肾上腺素、去甲肾上腺素和醛固酮

B. 盐皮质激素、糖皮质激素和性激素

C. 糖皮质激素、盐皮质激素和性激素

D. 性激素、糖皮质激素和肾上腺素

E. 肾上腺素、性激素和糖皮质激素

10. 肾上腺皮质球状带细胞分泌的激素的功能是( )。

A. 排钾   B. 排钠保钾   C. 保钠

D. 排钾保钠   E. 以上均不是

11. 以下哪一种细胞不属于肾上腺髓质？（　　　）

A. 肾上腺素细胞   B. 嗜铬细胞   C. 嗜酸性细胞

D. 交感神经节细胞   E. 去甲肾上腺素细胞

12. 腺垂体可分为（　　　）。

A. 远侧部、结节部和漏斗   B. 前叶和后叶

C. 前叶和垂体柄   D. 远侧部、中间部和结节部

E. 前叶、漏斗和中间部

13. 以下关于腺垂体的描述，哪一项是错误的？（　　　）

A. 由远侧部、中间部和结节部三部分组成

B. 远侧部最大

C. 远侧部又称垂体前叶

D. 远侧部腺细胞排列成团索状或围成滤泡

E. 远侧部腺细胞可分为嗜碱性细胞、嗜酸性细胞和中性细胞三种

14. 腺垂体嗜酸性细胞可分为（　　　）。

A. 生长激素细胞、促肾上腺皮质激素细胞、促甲状腺激素细胞

B. 抗利尿激素细胞和缩宫素细胞

C. 促肾上腺皮质激素细胞、促甲状腺激素细胞和促性腺激素细胞

D. 生长激素细胞、催乳激素细胞

E. 催乳激素细胞、促甲状腺激素细胞和促性腺激素细胞

15. 腺垂体嗜碱性细胞可分泌（　　　）。

A. 催乳素、促甲状腺激素和生长激素

B. 催乳素、促甲状腺激素、卵泡刺激素和黄体生成素

C. 促甲状腺激素、促肾上腺皮质激素、卵泡刺激素和黄体生成素

D. 催产素、催乳激素和促肾上腺皮质激素

E. 催产素、促肾上腺皮质激素、卵泡刺激素和黄体生成素

16. 巨人症是由垂体中哪一种细胞分泌过多所致？（　　　）

A. 嗜碱性细胞   B. 嗜酸性细胞   C. 垂体细胞

D. 嫌色细胞   E. 以上都不是

17. 以下关于垂体神经部的描述，哪项是正确的？（　　　）

A. 分泌生长激素和缩宫素

B. 合成和分泌催乳激素和加压素

C. 下丘脑通过垂体门脉系统调节其分泌活动

D. 合成和分泌缩宫素和抗利尿激素

E. 贮存和释放抗利尿激素和缩宫素

18. 垂体的赫令体是(　　)。

A. 垂体细胞的分泌物形成的团块

B. 视上核与室旁核细胞的分泌颗粒聚集的团块

C. 弓状核细胞的分泌颗粒聚集的团块

D. 垂体结节部的分泌物形成的团块

E. 见于垂体中间部,内含胶质

19. 垂体门脉系统的组成是(　　)。

A. 第一级毛细血管网—垂体门微静脉—第二级毛细血管网

B. 垂体上动脉—结节部毛细血管—垂体门微静脉

C. 垂体下动脉—神经部毛细血管—垂体门微静脉

D. 第一级毛细血管网—垂体门微动脉—第二级毛细血管网

E. 垂体上动脉—远侧部毛细血管—垂体门微静脉

20. 以下关于松果体的描述,错误的是(　　)。

A. 由松果体细胞、神经胶质细胞和无髓神经纤维组成

B. 松果体细胞与神经内分泌细胞类似

C. 松果体细胞分泌褪黑素

D. 与生物节律活动有关

E. 松果体细胞聚集形成脑砂

二、名词解释

1. 靶器官。
2. 旁分泌。
3. 嗜铬细胞。
4. 垂体门脉系统。
5. 赫令体。

三、问答题

1. 机体的内分泌细胞如何调节血钙?
2. 简述肾上腺皮质的光镜结构和功能。
3. 试述腺垂体远侧部嗜色细胞的种类及各细胞所分泌激素的名称和功能。
4. 试述下丘脑与垂体的关系。

四、填图题

在横线处填入图 12.1 及图 12.2 中对应部位的名称。

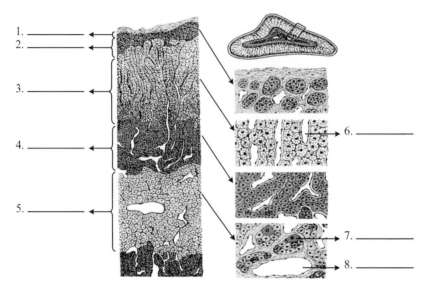

图 12.1

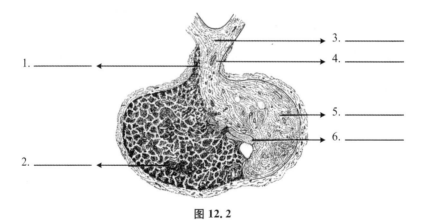

图 12.2

参 考 答 案

一、选择题

1. D 2. E 3. A 4. D 5. E 6. D 7. E 8. B 9. B 10. D 11. C
12. D 13. E 14. D 15. C 16. B 17. E 18. B 19. A 20. E

二、名词解释

1. 靶器官:每种激素作用的特定器官称为这种激素的靶器官。

2. 旁分泌:少部分内分泌细胞分泌的激素不进入血循环,而是经组织液扩散,直接作用于邻近细胞,此种形式称为旁分泌。

3. 嗜铬细胞:肾上腺髓质细胞若用含铬盐的固定液固定,其胞质内可见黄褐色的嗜铬颗粒,故称为嗜铬细胞。

4. 垂体门脉系统:由第一级毛细血管网、垂体门微静脉和第二级毛细血管网组成。下丘脑弓状核分泌的多种激素通过垂体门脉系统进入腺垂体远侧部从而调节远侧部细胞的分泌活动。

5. 赫令体:下丘脑视上核和室旁核内神经内分泌细胞的分泌颗粒沿轴突被运送到垂体神经部,在轴突沿途和终末,分泌颗粒常聚集成团,使轴突呈串珠状膨大,于光镜下呈大小不一的弱嗜酸性团块,称为赫令体。

三、问答题

1. 机体的内分泌细胞如何调节血钙?

答:(1) 当血钙升高时,甲状腺滤泡旁细胞分泌降钙素增加,降钙素促进成骨细胞的活动,使骨盐沉着于类骨质,并抑制胃肠道和肾小管吸收钙,使血钙浓度降低。

(2) 当血钙降低时,甲状旁腺主细胞合成并分泌甲状旁腺激素,其主要作用于骨细胞和破骨细胞,使骨盐溶解,并能促进肠及肾小管吸收钙,从而使血钙升高。

(3) 甲状旁腺激素和降钙素共同调节和维持机体血钙浓度的稳定。

2. 简述肾上腺皮质的光镜结构和功能。

答:肾上腺皮质由外向内依次分为三带,即球状带、束状带和网状带。① 球状带:较薄,细胞排列成球团状,细胞较小,呈锥形,核小色深,胞质少,脂滴少,分泌盐皮质激素(主要为醛固酮)。② 束状带:最厚,细胞排列成条索状,细胞较大,多边形,核较大、着色浅,胞质内含大量脂滴,在 HE 染色下着色浅,呈泡沫状,分泌糖皮质激素(主要为皮质醇)。③ 网状带:薄,细胞索吻合成网状,其细胞较小,胞质嗜酸性,含少量脂滴,分泌雄激素及少量雌激素和糖皮质激素。在各带的细胞团、索、网之间有大量的血窦和少量结缔组织。

3. 试述腺垂体远侧部嗜色细胞的种类及各细胞所分泌激素的名称和功能。

答:嗜色细胞包括嗜酸性细胞和嗜碱性细胞。根据分泌激素的不同,嗜酸性细胞又分为生长激素细胞和催乳激素细胞两种。嗜碱性细胞又分为促甲状腺激素细胞、促肾上腺皮质激素细胞和促性腺激素细胞三种。生长激素细胞分泌生长激素,该激素能促进肌肉、内脏、骺软骨等的生长及多种代谢过程。催乳激素细胞分泌催乳激素,以促进乳腺发育和乳汁分泌。促甲状腺激素细胞分泌促甲状腺激素,该激素能促进甲状腺素的合成和释放。促肾上腺皮质激素细胞分泌促肾上腺皮质激素,该激素主要促进肾上腺皮质束状带细胞分泌糖皮质激素。促性腺激素细胞分泌卵泡刺激素和黄体生成素,前者对女性可促进卵泡发育,对男性则刺激生精小管的支持细胞合成雄激素结合蛋白,以促进精子的发生;后者对女性会促进排卵和黄体形成,对男性则促进睾丸间质细胞分泌雄激素。

4. 试述下丘脑与垂体的关系。

答:垂体由腺垂体和神经垂体两部分组成,下面分述下丘脑与腺垂体以及神经垂体的关系。

(1) 下丘脑与腺垂体的关系:下丘脑弓状核等核团的一些神经内分泌细胞合成的多种释放激素和释放抑制激素在轴突末端释放,进入垂体漏斗处的第一级毛细血管网,继而经垂体门微静脉到达腺垂体远侧部的第二级毛细血管网,分别调节远侧部各种腺细胞的分泌活动。

(2) 下丘脑与神经垂体的关系:神经垂体与下丘脑直接相连,两者在结构上和功能上皆是一个整体。① 结构上:神经垂体中的无髓神经纤维来自下丘脑视上核和室旁核神经元的轴突;② 功能上:下丘脑视上核和室旁核是合成激素(ADH、OT)的部位,神经垂体是储存和释放激素的场所。

四、填图题

图 12.1:

1. 被膜。2. 球状带。3. 束状带。4. 网状带。5. 髓质。6. 血窦。7. 交感神经节细胞。8. 中央静脉。

图 12.2:

1. 结节部。2. 远侧部。3. 正中隆起。4. 漏斗柄。5. 神经部。6. 中间部。

(伍雪芳)

第十三章 消 化 管

一、实验目的

1. 掌握消化管的一般结构。
2. 掌握食管、胃底、小肠的组织结构特点。
3. 熟悉阑尾的组织结构特点与功能。

【实验课考试考点】

食管;食管腺;胃;表面黏液细胞;主细胞;壁细胞;颈黏液细胞;十二指肠;肠绒毛;纹状缘;吸收细胞;小肠腺;十二指肠腺;空肠;帕内特细胞;大肠;大肠腺;阑尾。

二、实验内容

（一）食管（esophagus）（见彩图 50）

染色方式:HE。

1. 低倍镜观察

有的切片为食管的整个横切面,有的只是一部分,不是完整的圆形。首先找到食管的管腔面,由内向外区分食管壁的四层结构。上皮为复层扁平上皮,黏膜下层可看到食管腺。

2. 高倍镜观察

（1）黏膜

黏膜由上皮、固有层和黏膜肌层共同组成。上皮较厚,为未角化的复层扁平上皮。固有层由细密结缔组织构成,内有小血管、淋巴管、淋巴组织及食管腺导管等。黏膜肌层为纵行的平滑肌束(细胞的切面与食管的横切和纵切有关)。

（2）黏膜下层

黏膜下层由疏松结缔组织构成,含有小动脉、小静脉,食管腺及其导管等。黏膜层和部分的黏膜下层突向管腔形成纵行皱襞。食管腺为黏液性腺,由单层柱状的腺细胞构成,染色较浅。食管腺导管由单层立方或低柱状上皮细胞围成。

（3）肌层

肌层有骨骼肌和平滑肌两种类型,若取材于食管上 1/3 段,切片中的肌组织为骨骼肌,若取材于食管下 1/3 段,则为平滑肌,若取材于食管中 1/3 段,则两种肌组织兼有之。肌纤维呈内环和外纵方向排列。两层间有肌间神经丛。肌间神经丛内,神经细胞体大,胞质嗜碱性,胞核大染色浅,核仁明显。

（4）外膜

外膜为疏松结缔组织构成的纤维膜。

（二）胃（stomach）底部（见彩图 51、彩图 52）

染色方式:HE。

1. 低倍镜观察

先分清胃底部胃壁的四层结构,重点观察黏膜。

（1）黏膜

黏膜较厚。

① 上皮:上皮为单层柱状,由表面黏液细胞组成,染色浅。上皮向固有层内陷形成许多小凹陷,即胃小凹,染色浅。

② 固有层:固有层厚,其中有紧密排列的单管状腺,即胃底腺,其开口于胃小凹底部。有的胃底腺被斜切或横切,不见腺体与胃小凹相连。能分辨出红色的壁细胞和蓝色的主细胞。腺体排列紧密,仅见少量结缔组织分布在腺体之间,腺腔小,排列不规则,不易分辨腺腔和腺管之间的结缔组织,感觉会有些杂乱。

③ 黏膜肌层:黏膜肌层可分为内环、外纵两层很薄的平滑肌。

（2）黏膜下层

黏膜下层由疏松结缔组织构成,其中有较粗的血管、淋巴管和黏膜下神经丛（不易见到）等。

（3）肌层

肌层呈红色,较厚,为平滑肌,分内斜、中环、外纵三层。肌纤维层间有少量的结缔组织和肌间神经丛。

（4）外膜

外膜为浆膜,色浅,较薄,由少量结缔组织与间皮构成。

2. 高倍镜观察

详细观察胃底腺主细胞和壁细胞的形态,能分辨出颈黏液细胞。

（1）主细胞

主细胞细胞数量最多,主要分布于腺体的下半部。细胞呈柱状,胞核圆形,位于细胞基部,核上区着色浅。但细胞基底部胞质嗜碱性强,被染成蓝色。

（2）壁细胞

壁细胞在腺体上半部较多,细胞体大,呈圆锥形或卵圆形,胞质嗜酸性,染成鲜红色,胞核圆,染色深,可见少数含有双核的细胞。

（3）颈黏液细胞

颈黏液细胞较少,位于腺的颈部近胃小凹处,常夹在壁细胞之间。细胞呈楔形,核扁平,居细胞基部。其胞质着色浅,细胞界限不清楚。

（三）十二指肠（duodenum）（见彩图53、彩图57）

染色方式:HE。

1. 肉眼观察

凹凸不平的一面为腔面。

2. 低倍镜观察

先分清十二指肠壁的四层结构,重点观察黏膜。中间染色浅的为黏膜下层,黏膜下层两侧染色深的为黏膜层和肌层。

（1）黏膜

黏膜和部分黏膜下层共同突向肠腔形成环行皱襞。皱襞上和皱襞间有许多由黏膜上皮和固有层形成的小指状突起——肠绒毛。可见一些肠绒毛固有层中轴内纵行大裂隙,即中央乳糜管,其管壁衬以内皮,管腔常不规则。肠绒毛根部以下固有层内有很多小肠腺,肠绒毛根部上皮与小肠腺上皮相连续。有的小肠腺被切成多种断面。各肠腺间有少量结缔组织,着色较浅。黏膜肌层较薄,色红,为内环、外纵两层。固有层内有时可见孤立的淋巴小结。

（2）黏膜下层

黏膜下层着色浅的部分由结缔组织构成,内含大量黏液腺,即十二指肠腺。结缔组织含较多血管和淋巴管,有黏膜下神经丛(有的切片中不易见到)。腺上皮细胞胞质呈明亮的淡蓝色,核扁圆位于细胞基部,腺腔小不易见到。腺导管穿过黏膜肌层开口于肠腺的底部。

（3）肌层

肌层色红,由内环、外纵方向排列的两层平滑肌构成。在两层肌间结缔组织内有肌间神经丛。

（4）外膜

外膜薄,由结缔组织和间皮构成,有的外膜此层脱落。

3. 高倍镜观察

重点观察黏膜层。

（1）绒毛（见彩图 55）

上皮为单层柱状上皮。主要由柱状细胞和杯状细胞组成。柱状细胞游离面有红色细线状结构,即纹状缘,核呈椭圆形位于基部。在柱状细胞间夹有空泡状的杯状细胞,其核呈三角形或半月形位于细胞的基部。绒毛的中轴为固有层的结缔组织,可见丰富的毛细血管及与绒毛长轴平行的散在平滑肌纤维。

（2）肠腺（见彩图 57）

有的小肠腺被切成多种断面,肠腺上皮为单层柱状上皮,主要由柱状细胞组成,也夹有杯状细胞。在肠腺基底部可找到三五成群的潘氏细胞,为锥体形,核呈圆形或椭圆形,细胞顶部有粗大的红色颗粒。

（3）肌间神经丛

肌间神经丛位于内环、外纵平滑肌之间,丛内神经细胞胞体较大,染色较深,核大而圆,着色浅,核仁明显。在神经细胞周围,亦可见到胞体较小、染色较深的神经胶质细胞。

（四）空肠（jejunum）（见彩图 54）

染色方式：HE。

1. 肉眼观察

凹凸不平的一面为腔面。

2. 低倍镜观察

空肠管壁结构与十二指肠基本相同,其绒毛比十二指肠细长,黏膜固有层有时可见集合淋巴小结,黏膜下层也有疏松结缔组织构成,但无腺体的分布。

3. 高倍镜观察

重点观察黏膜层,其绒毛、小肠腺结构及肌间神经丛与十二指肠基本相同。

（五）回肠（ileum）（见彩图 56）

染色方式：HE。

1. 低倍镜观察

切片上可见较高的隆起,为环形皱襞,皱襞表面亦可见细长指状的绒毛突起。

2. 高倍镜观察

管壁结构与小肠前两段基本相同,上皮中杯状细胞较多,黏膜固有层中可见有较多的集合淋巴小结,黏膜下层也无腺体的分布,外膜为浆膜。

（六）大肠（large intestine）（见彩图 58）

染色方式：HE。

1. 低倍镜观察

大肠管壁除具有消化管的四层基本结构外,还有自己的特点:

① 无环行皱襞、无肠绒毛。

② 大肠腺长而密,杯状细胞特别多。

③ 淋巴组织丰富,固有膜内有散在的孤立淋巴小结。

④ 外纵肌局部增厚形成结肠带。

2. 高倍镜观察

重点观察黏膜层。

(1) 上皮

上皮为单层柱状,其间夹有较多杯状细胞。由于杯状细胞非常多,柱状细胞形态不易区分。

(2) 固有层

固有层肠腺丰富,由上皮向固有层凹陷而成,为单管状腺,切片上横切面颇多,形似花朵,结缔组织较少。

(七) 阑尾(appendix)(见彩图 59)

染色方式:HE。

低倍镜观察

管腔不规则,可见数个染成蓝色的淋巴小结围绕肠管分布。

阑尾壁分四层,其结构特点是:腔小而不规则;上皮不完整;肠腺短而少;固有层中含有大量淋巴组织(次级淋巴小结和弥散的淋巴组织),常侵入黏膜下层,黏膜肌层因而不完整,致使黏膜下层和黏膜固有层之间分界不清楚;肌层很薄;外膜为浆膜。

三、示教

1. 肠内分泌细胞(argentaffin cells 又称嗜银细胞)

染色方式:镀银染色。

镜下观察:取高倍镜,可见内分泌细胞散在分布于肠腺细胞之间,呈锥体形或椭圆形,胞核染色浅,细胞基部充满黑褐色的分泌颗粒。

2. 帕内特细胞(Paneth cells 又称潘氏细胞)(见彩图 57)

染色方式:HE。

镜下观察:取高倍镜,可见分布在肠腺底部的潘氏细胞,胞核染色浅,位于细胞基部,胞核顶部的胞质内含有粗大、红色的嗜酸性颗粒。

3. 中央乳糜管(central lacteal)

染色方式：HE。

镜下观察：取低倍镜,可见绒毛中轴固有层内有纵行的中央乳糜管,即毛细淋巴管,壁由内皮细胞构成,周围还分布有较多的毛细血管及散在的纵行平滑肌纤维。

四、思考题

1. 胃黏膜单层柱状上皮中有杯状细胞吗?

2. 切片中如何鉴别食管和十二指肠?

3. 光镜下怎样区分绒毛和肠腺的纵、横切面?

4. 消化管哪一层的变化较大? 如何鉴别消化管各段的切片?

习　　题

一、单项选择题

1. 消化道管壁可分为哪几层?(　　)

A. 内膜、中膜、外膜　　　　　　　　B. 内膜、肌层、外膜

C. 黏膜、黏膜下层、外膜　　　　　　D. 黏膜、肌层、外膜

E. 黏膜、黏膜下层、肌层、外膜

2. 消化管各段之间结构差异最大、与功能关系最密切的部分是(　　)。

A. 黏膜　　　B. 黏膜肌层　　　C. 黏膜下层　　　D. 肌层　　　E. 外膜

3. 以下对消化管皱襞形成的正确描述是(　　)。

A. 上皮突向管腔　　　　　　　　　　B. 上皮和固有层突向管腔

C. 上皮、固有层和黏膜肌层突向管腔　　D. 黏膜和黏膜下层突向管腔

E. 黏膜、黏膜下层和肌层突向管腔

4. 消化管的肌层由骨骼肌移行为平滑肌的一段是(　　)。

A. 咽　　　B. 食管　　　C. 胃　　　D. 小肠　　　E. 大肠

5. 以下关于浆膜的描述,哪一项是正确的? (　　)

A. 即单层扁平上皮　　　　　　　　　B. 即单层柱状上皮

C. 由内皮覆盖薄层结缔组织构成　　　D. 由薄层结缔组织和间皮构成

E. 构成消化管各段的外膜

6. 食管黏膜的上皮是（　　　）。

A. 单层扁平上皮　　　　　　　　B. 单层柱状上皮

C. 未角化的复层扁平上皮　　　　D. 变移上皮

E. 角化的复层扁平上皮

7. 食管的组织结构特点不包括（　　　）。

A. 黏膜上皮为复层扁平上皮　　　B. 上、下端固有层可有少许黏液性腺

C. 黏膜下层含食管腺　　　　　　D. 肌层为纵行的平滑肌

E. 外膜为纤维膜

8. 胃黏膜之所以能抵御胃液等的侵蚀，主要是因为（　　　）。

A. 胃液中的酶只是一种酶原，尚无分解消化作用

B. 表面存在黏液——碳酸氢盐屏障

C. 上皮中杯状细胞分泌保护性黏液

D. 上皮细胞分泌含有酸性黏多糖的黏液，具有保护作用

E. 胃黏膜较厚

9. 以下关于胃黏膜上皮的描述，哪一项是错误的？（　　　）

A. 为单层柱状上皮　　　　　　　B. 含少量杯状细胞

C. 细胞顶部含大量黏原颗粒　　　D. HE 染色的标本中着色较淡

E. 上皮细胞可分泌黏液

10. 以下哪个器官的黏膜上皮内不含杯状细胞？（　　　）

A. 胃　　　B. 空肠　　　C. 回肠　　　D. 结肠　　　E. 十二指肠

11. 以下关于胃酶细胞结构特点的描述，哪一项错误？（　　　）

A. 细胞呈柱状　　　　　　　　　B. 胞质基部呈嗜酸性

C. 胞质内含丰富的粗面内质网　　D. 胞质内含发达的高尔基复合体

E. 分泌胃蛋白酶原

12. 以下的结构描述，哪一项与壁细胞无关？（　　　）

A. 胞质呈嗜酸性　　　　　　　　B. 可分泌盐酸

C. 胞质内富含线粒体　　　　　　D. 胞质中含细胞内分泌小管

E. 胞质内富含粗面内质网

13. 壁细胞多分布于（　　　）。

A. 胃底腺的顶部　　　　　　　　B. 胃底腺的顶部至胃小凹深部

C. 胃底腺的上半部　　　　　　　D. 胃底腺的下半部

E. 以上都不对

14. 盐酸的主要作用是（　　　）。

A. 激活胃酶　　　　　　　　　　B. 稀释毒物

C. 参与蛋白质的消化 D. 激活胃蛋白酶原和杀菌

E. 以上答案都对

15. 以下不属于胃底腺的细胞是( )。

A. 主细胞 B. 泌酸细胞 C. 杯状细胞

D. 颈黏液细胞 E. 内分泌细胞

16. 分泌具有抗恶性贫血的内因子的细胞是( )。

A. 表面黏液细胞 B. 颈黏液细胞 C. 主细胞

D. 壁细胞 E. 潘氏细胞

17. 胃底腺壁细胞内 H^+ 和 Cl^- 结合成盐酸的部位是( )。

A. 粗面内质网 B. 滑面内质网 C. 细胞内分泌小管

D. 微管泡系统 E. 高尔基复合体

18. 胃底腺的主细胞主要分泌( )。

A. 盐酸 B. 外因子 C. 内因子

D. 胃蛋白酶 E. 胃蛋白酶原

19. 环行皱襞和绒毛最发达的部位是( )。

A. 十二指肠末段和空肠头段 B. 胃体和空肠

C. 空肠和回肠 D. 回肠和升结肠

E. 结肠和直肠

20. 以下关于小肠绒毛的描述,哪一项是错误的?( )

A. 含中央乳糜管 B. 有丰富的毛细血管网

C. 由黏膜和黏膜下层向肠腔突出而成 D. 扩大了吸收面积

E. 上皮细胞在其顶端脱落

21. 以下关于肠绒毛的描述,哪一项是错误的?( )

A. 中轴主要由结缔组织构成 B. 可见中央乳糜管

C. 内有少量平滑肌细胞 D. 没有淋巴小结

E. 内有丰富的有孔毛细血管

22. 以下关于帕内特细胞(Paneth cell)的描述,哪一项是错误的?( )

A. 是小肠腺特有的细胞 B. 位于小肠腺的基底部

C. 细胞顶部有粗大的嗜酸性分泌颗粒 D. 潘氏细胞分泌溶菌酶

E. 潘氏细胞分泌盐酸

23. 淋巴组织最丰富的部位是( )。

A. 结肠 B. 回肠 C. 空肠 D. 食管 E. 胃幽门部

24. 帕内特细胞分布于( )。

A. 幽门腺 B. 小肠腺 C. 十二指肠腺

D. 大肠腺　　　　E. 胃底腺

二、名词解释

1. 皱襞。
2. 浆膜。
3. 黏液-碳酸氢盐屏障。
4. 肠绒毛。
5. 中央乳糜管。
6. 帕内特细胞。

三、简答题

1. 简述小肠绒毛中轴内的三种重要结构及其功能。
2. 简单说明为什么消化管是人体免疫系统的第一道防线。
3. 试述消化管壁的一般结构。
4. 比较食管、胃、小肠和结肠黏膜的结构。

四、填图题

在横线处填入图 13.1 中对应部位的名称。

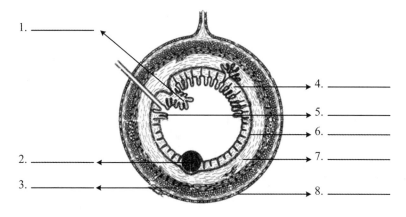

图 13.1

参 考 答 案

一、单项选择题

1. E 2. A 3. D 4. B 5. D 6. C 7. D 8. B 9. B 10. A 11. B
12. E 13. C 14. D 15. C 16. D 17. C 18. E 19. A 20. C
21. D 22. E 23. B 24. B

二、名词解释

1. 皱襞:在食管、胃和小肠等部位,黏膜与黏膜下层共同向管腔面突起。

2. 浆膜:由薄层结缔组织与间皮共同构成的外膜。

3. 黏液-碳酸氢盐屏障:由胃上皮的表面黏液细胞分泌的含高浓度碳酸氢根的不溶性黏液,覆盖于上皮表面形成。黏液层将上皮和胃液中的胃蛋白酶隔离,高浓度的 HCO_3^- 使局部 pH 为 7,既抑制了酶的活性又可中和了渗入的盐酸。

4. 肠绒毛:由小肠上皮和固有层向肠腔突起形成,可扩大小肠的表面积。

5. 中央乳糜管:小肠绒毛中轴内有 1~2 条毛细淋巴管称为中央乳糜管,可输送吸收的脂肪。

6. 帕内特细胞:是小肠腺的特征性细胞,位于腺的基底部。细胞呈锥形,顶部细胞质充满粗大的嗜酸性颗粒,可分泌溶菌酶和防御素,可杀灭肠道微生物。

三、问答题

1. 简述小肠绒毛中轴内的三种重要结构及其功能。

答:绒毛中轴的固有层内有 1~2 条纵行的毛细淋巴管,称为中央乳糜管,它参与脂类物质的运输;还有丰富的有孔毛细血管网,可将小肠吸收的物质通过血液循环加以运输;散在的纵行平滑肌,它的收缩可使绒毛变短,利于淋巴和血液运行。

2. 简单说明为什么消化管是人体免疫系统的第一道防线。

答:消化管管壁含有大量的淋巴组织,包括固有层及黏膜下层内的孤立淋巴小结和集合淋巴小结,弥散分布的淋巴细胞、浆细胞、巨噬细胞等,以及上皮内浸润的淋巴细胞。淋巴组织接受各种病原微生物的抗原刺激,产生并向消化管腔分泌免疫球蛋白,发挥局部免疫而清除抗原。

3. 试述消化管壁的一般结构。

答:消化管各段的管壁(除口腔、咽外)一般自内向外分为黏膜、黏膜下层、肌层和外膜四层。

黏膜由上皮、固有层和黏膜肌层组成：① 消化管的两端为复层扁平上皮，其余均为单层柱状。② 固有层为结缔组织，其内富含血管淋巴管，胃肠的固有层含大量的腺体和淋巴组织。③ 黏膜肌层为薄层平滑肌。

黏膜下层为较致密的结缔组织，在食管及十二指肠的黏膜下层内分别含有黏液腺。

肌层：消化管两端为骨骼肌，其余部分均为平滑肌，一般为内环行、外纵行两层。

外膜分纤维膜和浆膜两种，前者由结缔组织组成，后者在结缔组织表面有一层间皮覆盖。

4. 比较食管、胃、小肠和结肠黏膜的结构。

答：食管、胃、小肠和结肠的黏膜从内向外都分为上皮、固有层和黏膜肌层，具体见表 13.1。

表 13.1　食管、胃、小肠和结肠的黏膜结构

	食管	胃	小肠	结肠
上皮	未角化的复层扁平上皮	单层柱状上皮，主要由表面黏液细胞组成，上皮下陷形成胃小凹	单层柱状上皮由吸收细胞、杯状细胞和内分泌细胞组成，上皮和固有层突向肠腔形成绒毛	与小肠相似，但杯状细胞增多，无绒毛
固有层	仅在上、下端含少许黏液腺，大部分不含腺体，但可见黏膜下层食管腺的导管	结缔组织少，主要含胃底腺后者为管状，由主细胞、壁细胞、颈黏液细胞、内分泌细胞和干细胞组成	含中央乳糜管，除上述 3 种细胞外，还有帕内特细胞和干细胞，可见散在的孤立淋巴小结，在回肠形成集合淋巴小结	肠腺稠密且长无帕内特细胞，可见散在的孤立淋巴小结
黏膜肌层	纵行的平滑肌束	内环行外纵行两薄层平滑肌	内环行外纵行两薄层平滑肌	内环行外纵行两薄层平滑肌

四、填图题

1. 皱襞。2. 淋巴小结。3. 肌层。4. 固有层。5. 绒毛。6. 黏膜肌层。7. 黏膜下层。8. 外膜。

（李玉磊　王爱侠）

第十四章 消 化 腺

一、实验目的

1. 掌握肝脏和胰腺的组织结构。
2. 熟悉腮腺、下颌下腺和舌下腺的结构特点。

【实验课考试考点】

胰腺;胰岛;胰腺腺泡细胞;泡心细胞;肝脏;肝小叶;中央静脉;肝索;肝血窦;肝细胞;门管区;小叶间动脉;小叶间静脉;小叶间胆管。

二、实验内容

(一) 下颌下腺(submandibular gland)

染色方式:HE。

1. 低倍镜观察

腺体表面为结缔组织被膜,被膜伸入将实质分成许多小叶,小叶内含有许多染色深浅不等的腺泡及一些大小不等的导管。腺泡由浆液性腺泡、黏液性腺泡、混合性腺泡、闰管、纹状管等组成。三种腺泡中以浆液性腺泡为主。

2. 高倍镜观察

(1) 小腺泡

腺泡有三种类型:

① 浆液性腺泡:浆液性腺泡由浆液性腺细胞组成。腺细胞的核呈圆形,靠近细胞基底部,基底部胞质嗜碱性较强。顶部胞质内有较多嗜酸性分泌颗粒,称为酶原颗粒。

② 黏液性腺泡:黏液性腺泡由黏液性腺细胞组成,腺细胞的核呈扁圆形,位于细胞基底部。HE 染色中被溶解而使胞质着色浅淡。

③ 混合性腺泡:混合性腺泡由浆液性腺细胞和黏液性腺细胞共同组成,常见

于黏液性腺泡的底部,有几个浆液性腺细胞附着,在切片中排列成半月形,故称为浆半月(demilune)。

（2）导管

导管反复分支,切片中可见三种不同导管的断面。

① 闰管:闰管管径细小,由单层扁平或单层立方上皮构成。切片中不易找到。

② 纹状管:纹状管又称分泌管,管径较粗,由单层柱状上皮构成。细胞质着色鲜红;胞核呈圆形,位于细胞上部,靠近腔面;细胞基底可见不甚清晰的纵纹。

③ 小叶间导管:小叶间导管位于小叶间的结缔组织内,导管上皮为单层柱状,管径较大者,其上皮为假复层柱状。

（二）舌下腺(sublingual gland)

染色方式:HE。

1. 低倍镜观察

舌下腺为混合性腺,以黏液性和混合性腺泡为主。

2. 高倍镜观察

无闰管,纹状管也较短。

（三）腮腺(parotid gland)

染色方式:HE。

1. 低倍镜观察

腮腺为纯浆液性腺,闰管长,纹状管较短。腺实质被结缔组织分割为许多小叶,小叶内可见染色深的浆液性腺泡和各级导管,小叶间的结缔组织内可见小叶间导管。

2. 高倍镜观察

注意观察腮腺腺泡的浆液性,腺细胞呈锥体形,着色为紫红,核圆靠近基部,细胞质顶部含有红色分泌颗粒,基部胞质嗜碱性,腺细胞与基膜之间可见肌上皮细胞。闰管则较长,在光镜下容易找到。

（四）猪肝(pork liver)（见彩图 62）

染色方式:HE。

1. 低倍镜观察

因猪肝内结缔组织发达,肝小叶分界清楚。观察此片的目的是为了解肝小叶的形态,肝小叶呈多边形,小叶的中央有一条中央静脉,极少的肝小叶有两条中央静脉。肝细胞索以中央静脉为中心向四周呈放射状排列。肝细胞索间的空隙,即肝血窦。

门管区在相邻几个肝小叶之间,结缔组织较多,内含三种管道,即小叶间动脉、小叶间静脉和小叶间胆管。

(五) 人肝(human liver)(见彩图 63)

染色方式:HE。

1. 低倍镜观察

人肝结构与猪肝基本相同,但也有不同之处。人肝的小叶间结缔组织少,肝小叶界限不清,但根据门管区及中央静脉的结构特点和位置,大致可划分出肝小叶的范围。肝小叶中央有一沿其长轴走行的中央静脉。肝细胞以中央静脉为中心,单行排列成凹凸不平的板状,称为肝板。相邻肝板分支吻合,形成迷路样结构。在肝小叶周边的肝板,其肝细胞较小,嗜酸性较强,称界板。在切片中,肝板的断面呈索状,称为肝索。肝血窦位于肝板之间,腔大而不规则,窦壁由内皮细胞围成,窦腔内有定居的肝巨噬细胞。

2. 高倍镜观察

(1) 中央静脉

中央静脉位于肝小叶的中央,管壁有一层内皮细胞和少量的结缔组织构成,因其为肝血窦血液汇集处,故管壁不连续,可见到肝血窦与中央静脉相通。

(2) 肝索

肝索由 1～2 行肝细胞组成。肝细胞为多边形,染色深,细胞分界清晰,胞质嗜酸性,有 1～2 个大而圆的细胞核,位于细胞中央。肝细胞大致以中央静脉为中心向四周呈放射状排列,并相互吻合。

(3) 肝血窦

肝血窦位于肝细胞索之间,形状不规则。选择窦腔较大的部位,观察两种细胞。窦壁的内皮细胞,胞核扁,着色较深,紧贴肝细胞索表面。肝巨噬细胞(kupffer cell)位于窦腔内,胞核较大,呈卵圆形,着色较浅。胞质较丰富,有的可见胞质突起,有的胞质突起则不明显。

在肝小叶之间,偶见单独行走的小叶下静脉,管腔大,管壁较厚。

(4) 门管区(见彩图 64)

相邻肝小叶之间呈三角形或椭圆形的结缔组织小区,称门管区(见彩图 56),每个肝小叶的周围一般有 3～4 个门管区。门管区内有小叶间静脉、小叶间动脉和小叶间胆管。

① 小叶间静脉:是门静脉的分支,管腔较大而不规则,壁薄。

② 小叶间动脉:是肝动脉的分支,管径小,管壁相对较厚。

③ 小叶间胆管管壁由单层立方或单层柱状上皮围成,胞核呈圆形或卵圆形。

（六）胰腺（pancreas）（见彩图 60、彩图 61）

染色方式:HE。

1. 低倍镜观察

腺体表面被覆薄层结缔组织被膜,结缔组织伸入腺内将实质分隔为许多大小不等的小叶,小叶内有大量染成紫红色的腺泡(外分泌部)和一些大小不等的导管,此为外分泌部。

在腺泡之间,散在有体积大、染色浅的细胞团,即胰岛（内分泌部）。胰岛的大小不等。

小叶间为结缔组织,内有血管和较大的导管。

2. 高倍镜观察

（1）外分泌部

① 腺泡:腺泡全部是浆液性腺泡。腺细胞呈锥体形,胞核圆形,位于细胞近基部。细胞基底部嗜碱性强,顶部胞质内含有红色的酶原颗粒。腺泡中央有泡心细胞(是伸入腺泡腔内的闰管上皮细胞),胞质染色浅,细胞轮廓不清,一般只能见到胞核。

② 导管:小叶内有闰管和小叶内导管,后者管腔较前者大。闰管与腺泡相连续,故在腺泡附近寻找,管腔小,由单层扁平上皮或单层立方上皮构成。无纹状管,小叶间结缔组织内有小叶间导管,导管上皮为单层柱状。

（2）内分泌部

胰岛(pancreas islet):是分布在腺泡之间大小不等,染色浅的细胞团,细胞排列不规则,之间有毛细血管分布。具体细胞不能在 HE 染色切片中分辨。

三、示教

1. 胆小管

染色方式:镀银染色。

镜下观察:取低倍镜,可见肝细胞之间互相连接呈网格状的黑褐色线条,即为胆小管(其管壁为何种结构成分?)。

2. 肝巨噬细胞(即肝枯否氏细胞)

染色方式:台盼蓝与偶氮卡红染色。

镜下观察:取高倍镜,可见肝血窦窦腔内有胞体较大、不规则的细胞,胞质中有大小不等的蓝色颗粒,即被巨噬细胞吞噬的台盼蓝颗粒,胞核染成红色。

四、思考题

1. 如何区别浆液性腺泡和黏液性腺泡？
2. 如何在光镜下鉴别腮腺和胰腺？
3. 肝小叶是肝脏的基本结构和功能单位，切片中能看到哪些结构？
4. 肝血窦与窦周隙有何关系？肝血窦又与脾窦、淋巴窦有何区别？

习　　题

一、单项选择题

1. 以下为纯浆液性腺的是（　　　）。

A. 腮腺　　　　　　　B. 颌下腺　　　　　　　　C. 舌下腺

D. 胰腺内分泌部　　E. 以上都不是

2. 舌下腺属于（　　　）。

A. 纯黏液性腺　　　　　　　　　B. 纯浆液性腺

C. 以黏液性腺泡为主的混合腺　　D. 以浆液性腺泡为主的混合腺

E. 以上均不是

3. 胰腺的泡心细胞是（　　　）。

A. 闰管的上皮细胞　　　　　　　B. 浆液性腺细胞

C. 黏液性腺细胞　　　　　　　　D. 脱落的腺细胞

E. 巨噬细胞

4. 以下哪一项与胰腺外分泌部的结构特点不相符？（　　　）

A. 由纯浆液性腺泡组成　　　　　B. 无泡心细胞

C. 无肌上皮细胞　　　　　　　　D. 闰管长

E. 既有小叶内导管又有小叶间导管

5. 以下关于胰岛特征的描述，哪一项错误？（　　　）

A. 胰岛为大小不等的细胞团　　　B. 以胰尾部较多

C. 细胞排列成索或团状　　　　　D. HE 切片中可见 A、B、D、PP 四型细胞

E. 含丰富的有孔毛细血管

6. 胰腺中哪种细胞退化可引起糖尿病？（　　　）

A. A 细胞　　　　　　　B. B 细胞　　　　　　　　C. D 细胞

D. PP 细胞　　　　　　　E. 浆液性腺细胞

7. 以下关于人的肝小叶的结构描述,错误的是(　　　)。

A. 是肝的结构和功能单位　　　　　B. 中轴有纵行的中央静脉

C. 胆小管与窦周隙互不通连　　　　D. 肝小叶分界很明显

E. 相邻肝板之间为肝血窦

8. 能够分泌胆汁的是(　　　)。

A. 胆小管　　　　　　B. 胆囊　　　　　　C. 肝细胞

D. 贮脂细胞　　　　　E. 小叶间胆管

9. 合成胆汁的主要细胞器是(　　　)。

A. 粗面内质网　　　　B. 滑面内质网　　　C. 核糖体

D. 微体　　　　　　　E. 线粒体

10. 肝小叶的窦周隙位于(　　　)。

A. 内皮细胞与肝细胞之间　　　　　B. 胆小管与肝细胞之间

C. 肝细胞与肝细胞之间　　　　　　D. 胆小管之间

E. 肝血窦之间

11. 以下有关肝血窦特点的描述,错误的是(　　　)。

A. 有完整的基膜　　　　　　　　　B. 内皮细胞之间有较大的间隙

C. 内皮细胞为有孔型　　　　　　　D. 形态不规则

E. 血窦内血液汇入中央静脉

12. 正常肝的窦周隙内含有(　　　)。

A. 血浆　　　　　B. 网状纤维　　　　　C. 肝细胞血窦面的微绒毛

D. 贮脂细胞　　　E. 以上都有

13. 以下关于肝细胞的超微结构描述,哪一项是错误的?(　　　)

A. 肝细胞的外表面都有微绒毛　　　B. 胞质内含线粒体

C. 胞质内含滑面内质网　　　　　　D. 胞质内含溶酶体

E. 胞质内含高尔基复合体

14. 肝细胞内与合成多种血浆蛋白有关的细胞器是(　　　)。

A. 线粒体　　　　B. 粗面内质网　　　　C. 滑面内质网

D. 微体　　　　　E. 溶酶体

15. 肝细胞内具有解毒功能的细胞器是(　　　)。

A. 线粒体　　　　B. 溶酶体　　　　　　C. 滑面内质网

D. 高尔基复合体　E. 粗面内质网

16. 以下关于肝细胞胞质内滑面内质网功能的描述,哪一项是错误的?

(　　　)

A. 胆汁合成　　　　B. 激素代谢　　　　　　C. 糖代谢

D. 脂类代谢　　　　E. 凝血因子合成

17. 以下关于贮脂细胞特征的描述,错误的是(　　)。

A. 形态不规则,有突起　　　　　　B. 胞质含有大小不等的脂滴

C. 与肝的解毒功能有关　　　　　　D. 有产生网状纤维的功能

E. 有贮存维生素 A 的功能

18. 胆小管位于(　　)。

A. 肝板之间　　　　　　　　　　　B. 肝细胞与血窦内皮之间

C. 肝细胞与肝细胞之间　　　　　　D. 肝板与血窦之间

E. 肝板与窦周间隙之间

19. 肝门管区内不含(　　)。

A. 小叶间动脉　　　　　　　　　　B. 小叶间静脉

C. 小叶间胆管　　　　　　　　　　D. 小叶下静脉

E. 结缔组织

二、名词解释

1. 泡心细胞。

2. 胰岛。

3. 肝小叶。

4. 胆小管。

5. 门管区。

三、简答题

1. 简述胰岛的结构及功能。

2. 简述肝小叶的组成。

3. 简述肝细胞的形态结构。

4. 简述肝血窦的结构。

四、填图题

在横线处填入图 14.1 中对应部位的名称。

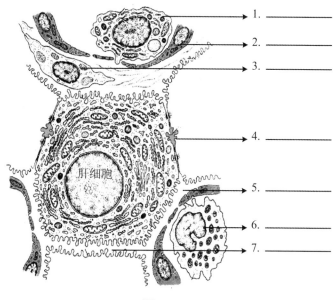

肝细胞

1. ＿＿＿＿＿＿＿＿
2. ＿＿＿＿＿＿＿＿
3. ＿＿＿＿＿＿＿＿
4. ＿＿＿＿＿＿＿＿
5. ＿＿＿＿＿＿＿＿
6. ＿＿＿＿＿＿＿＿
7. ＿＿＿＿＿＿＿＿

图 14.1

参 考 答 案

一、单项选择题

1. A 2. C 3. A 4. B 5. D 6. B 7. D 8. C 9. B 10. A 11. A
12. E 13. A 14. B 15. C 16. E 17. C 18. C 19. D

二、名词解释

1. 泡心细胞:在胰腺的腺泡腔可见小的扁平或立方形细胞,称为泡心细胞,胞质着色浅,核卵圆形,泡心细胞是延伸入腺泡腔内的闰管上皮细胞。

2. 胰岛:为胰腺的内分泌部,是散在于外分泌部之间的细胞团,称为胰岛。胰岛大小不一,HE 染色标本中,着色较浅。人胰岛主要有 A、B、D 及 PP 四型细胞。

3. 肝小叶:以中央静脉为中轴,肝板和肝血窦向周围呈放射状排列构成的多角棱柱体,是肝基本结构单位。

4. 胆小管:相邻两个肝细胞之间局部胞膜凹陷形成的微细管道。正常情况下,肝细胞分泌的胆汁排入胆小管。

5. 门管区：是相邻肝小叶之间呈三角形或椭圆形的结缔组织小区，内有小叶间动脉、小叶间静脉和小叶间胆管。

三、简答题

1. 简述胰岛的结构及功能。

答：胰岛是胰腺中的内分泌细胞团，散在分布于胰腺外分泌部的腺泡之间。胰岛主要有 A、B、D、PP 四型细胞，它们都具有蛋白质分泌细胞的超微结构特点；细胞之间有大量有孔毛细血管。A 细胞数量较多，分泌高血糖素，高血糖素的主要作用是升高血糖；B 细胞数量最多，分泌胰岛素，胰岛素的主要作用是降低血糖；D 细胞分泌的生长抑素，可调节邻近 A、B、PP 等细胞的分泌功能；PP 细胞数量很少，分泌胰多肽，胰多肽可抑制胰液分泌、胃肠运动及胆囊收缩。

2. 简述肝小叶的组成。

答：肝小叶的中央有一条沿其长轴走行的中央静脉；肝细胞以中央静脉为中心单行排列成板状，称为肝板，肝板不规则，大致呈放射状；肝板之间是肝血窦；窦周隙为血窦内皮与肝板之间的狭窄间隙；肝细胞相邻面的质膜局部凹陷，形成微细的小管，称胆小管。

3. 简述肝细胞的形态结构。

答：光镜下可见肝细胞体积较大，呈多面体形，核大而圆，位于中央，部分肝细胞有双核，肝细胞胞质丰富，多呈嗜酸性。

电镜下可见肝细胞有三种不同的邻接面，即血窦面、细胞连接面和胆小管面。肝细胞的各种细胞器都很发达，如线粒体、粗面内质网、滑面内质网、高尔基复合体、溶酶体等。

4. 简述肝血窦的结构。

答：肝血窦位于肝板之间，腔大而不规则，血液从肝小叶的周边经血窦流向中央，汇入中央静脉。血窦内皮细胞有许多贯穿细胞的孔，孔上无隔膜。内皮外无基膜。内皮细胞之间常有较大的间隙。故肝血窦壁的通透性较大，除血细胞外，血浆中各种成分均可通过，而且肝细胞的血窦面微绒毛非常发达，这些结构均有利于肝细胞从血液中摄取物质和将分泌物排入血窦。此外，肝血窦内有肝巨噬细胞。

四、填图题

1. 巨噬细胞。2. 内皮细胞。3. 贮脂细胞。4. 胆小管。5. 窦周隙。6. 大颗粒淋巴细胞。7. 细胞间通道。

（李玉磊　王爱侠）

第十五章 呼吸系统

一、实验目的

1. 掌握气管的组织结构。
2. 掌握肺的组织结构。

【实验课考试考点】

气管；气管腺；透明软骨；肺；呼吸性细支气管；肺泡管；肺泡囊；肺泡；Ⅰ型肺泡细胞；Ⅱ型肺泡细胞。

二、实验内容

（一）气管（trachea）（见彩图65）

染色方式：HE。

1. 肉眼观察

标本呈环状，蓝色C形结构为透明软骨环，软骨环缺口处为气管后壁。

2. 低倍镜观察

从管腔面向外分为黏膜、黏膜下层和外膜三层结构。

3. 高倍镜观察

（1）黏膜

① 上皮：为假复层纤毛柱状上皮（其详细结构见上皮组织），上皮下基膜较明显，呈粉红色细带状结构。

② 固有层：固有层由薄层细密的结缔组织组成，并可见有腺导管、淋巴组织、小血管等结构。

（2）黏膜下层

黏膜下层由疏松结缔组织组成，其中含有较多混合性腺（气管腺）和较大的血管。此层和固有层分界不清。

（3）外膜

外膜较厚，由 C 形透明软骨环和疏松结缔组织组成，软骨环缺口处有平滑肌束连接。

（二）肺（lung）（见彩图 66～彩图 68）

染色方式：HE。

1. 肉眼观察

标本中组织疏松，呈蜂窝状，其中可见少数腔较大、壁较厚的管状结构，为肺内各级支气管或血管的断面。

2. 低倍镜观察

肺实质内可见大量圆形或不规则形的空泡，即为肺泡，其间有散在分布的小支气管及其各级分支的切面。

（1）小支气管

小支气管管腔较大、管壁较厚。管壁仍可分为黏膜、黏膜下层和外膜三层，但三层分层不明显。

① 黏膜：上皮为假复层纤毛柱状，内含数量不等的杯状细胞。固有层深部可见间断的环形平滑肌束。

② 黏膜下层：黏膜下层为疏松结缔组织，含少量混合性腺。

③ 外膜：外膜为疏松结缔组织，含有大小不等的灰蓝色透明软骨片。

（2）细支气管

细支气管管腔较小，管壁较薄，黏膜常形成皱襞突入管腔致使腔面起伏不平。上皮多为单层纤毛柱状，杯状细胞、腺体和软骨片减少或消失，平滑肌相对增多。

（3）终末细支气管

终末细支气管管腔小，管壁薄，皱襞明显。上皮为单层柱状，无杯状细胞、腺体及软骨片，有完整的环形平滑肌层。

（4）呼吸性细支气管

呼吸性细支气管管壁上有肺泡开口，故管壁不完整。管壁上衬有单层立方上皮，上皮下方有少量结缔组织和平滑肌。

（5）肺泡管

肺泡管管壁上有大量肺泡开口，管壁结构很少，在切片中仅见相邻肺泡开口之间呈结节状膨大，即为管壁，是由少量平滑肌纤维及被覆在其表面的单层立方或扁平上皮组成的。

（6）肺泡囊

肺泡囊为数个肺泡共同开口所形成的囊状结构。与肺泡管的区别是：在相邻肺泡开口之间无结节状膨大。

3. 高倍镜观察

（1）肺泡上皮

① Ⅰ型肺泡细胞：为扁平形细胞，含核部分略厚，其余很薄，在光镜下不易与毛细血管内皮细胞区分。

② Ⅱ型肺泡细胞：分布于Ⅰ型肺泡细胞之间，略突向肺泡腔。细胞呈圆形或立方形，核呈圆形，胞质染色浅。

（2）肺泡隔

肺泡隔位于相邻肺泡上皮之间，其内可见少量结缔组织和大量毛细血管断面。

此外，在肺泡腔或肺泡隔内，还可见到尘细胞。尘细胞胞体较大，呈椭圆形或不规则形，胞质内含有大量棕黑色尘粒，细胞核有时被尘粒遮盖以致不能被看到。

三、示教

肺巨噬细胞。

染色方式：台盼兰与偶氮卡红染色。

镜下观察：取高倍镜，在肺泡隔或肺泡腔内，可寻找到若干体积较大，胞质内吞噬有台盼兰颗粒的细胞，核呈红色，居于细胞中央，即为肺巨噬细胞。

四、思考题

吸烟为何有害健康？

习　　题

一、单项选择题

1. 气管上皮由以下细胞组成（　　）。

A. 纤毛细胞、杯状细胞、基细胞、刷细胞以及 Clara 细胞

B. 柱状细胞、杯状细胞、基细胞、帕内特细胞以及小颗粒细胞

C. 纤毛细胞、杯状细胞、梭形细胞、刷细胞以及小颗粒细胞

D. 纤毛细胞、杯状细胞、基细胞、刷细胞以及小颗粒细胞

E. 柱状细胞、壁细胞、基细胞、杯状细胞以及刷细胞

2. 气管壁的结构是由以下哪几层构成? (　　)

A. 内膜、中膜和外膜　　　　　　　　B. 黏膜、黏膜下层和外膜

C. 黏膜、黏膜下层、肌层和外膜　　　　D. 黏膜、肌层和外膜

E. 上皮、固有层和黏膜肌层

3. 肺小叶起自(　　)。

A. 叶支气管　　　　　　B. 段支气管　　　　　　C. 小支气管

D. 终末细支气管　　　　E. 细支气管

4. 肺小叶的组成是(　　)。

A. 一个肺叶支气管及其各级分支和肺泡

B. 一个肺段支气管及其各级分支和肺泡

C. 一个细支气管及其各级分支和肺泡

D. 一个终末细支气管及其各级分支和肺泡

E. 一个呼吸性细支气管及其各级分支和肺泡

5. 肺的导气部从肺内支气管起,到(　　)。

A. 终末细支气管止　　　　B. 细支气管止　　　　C. 小支气管止

D. 呼吸性细支气管止　　　E. 肺泡管止

6. 肺内具有气体交换功能的部分有(　　)。

A. 细支气管、肺泡管、肺泡囊、肺泡

B. 呼吸性细支气管、肺泡管、肺泡囊、肺泡

C. 细支气管、肺泡管肺泡囊、肺泡孔

D. 终末细支气管、肺泡管、肺泡囊、肺泡

E. 呼吸性细支气管、肺泡管、肺泡囊、肺泡隔

7. 终末细支气管的结构特点是(　　)。

A. 单层纤毛柱状上皮,无杯状细胞,无腺体,无软骨片,有分散的平滑肌

B. 单层纤毛柱状上皮,无杯状细胞,无腺体,有软骨片,平滑肌较厚

C. 单层柱状上皮,无杯状细胞,无腺体,无软骨片,平滑肌不完整

D. 单层柱状上皮,无杯状细胞,无腺体,无软骨片,有完整的环行平滑肌

E. 单层柱状上皮,无杯状细胞,有腺体,无软骨片,平滑肌不完整

8. 支气管哮喘与何处平滑肌发生痉挛有关(　　)。

A. 支气管和小支气管　　　　　　B. 小支气管和细支气管

C. 细支气管和终末细支气管　　　　D. 呼吸性细支气管和肺泡管

E. 终末细支气管和呼吸性细支气管

9. 以下关于肺巨噬细胞的描述,错误的是(　　)。

A. 由血液中的单核细胞分化而来　　　B. 主要分布于肺泡腔内

C. 吞噬功能活跃　　　　　　　　D. 吞噬了尘颗粒后称尘细胞

E. 属单核吞噬细胞系统

10. 沟通相邻肺泡间气体的结构是(　　)。

A. 气-血屏障　　　　　B. 肺泡隔　　　　　C. 肺泡孔

D. 终末细支气管　　　　E. 呼吸性细支气管

11. 上皮中无杯状细胞的结构是(　　)。

A. 支气管　　　　　B. 叶支气管　　　　　C. 段支气管

D. 小支气管　　　　E. 终末细支气管

12. 以下关于支气管树结构变化的描述,错误的是(　　)。

A. 管径逐渐变细,管壁逐渐变薄

B. 上皮逐渐变薄,杯状细胞逐渐变少以至消失

C. 软骨呈不规则片状,逐渐减少以至消失

D. 腺体逐渐变少,最后消失

E. 肌层越来越薄

13. 以下关于终末细支气管管壁结构的描述,哪一项是错误的?(　　)

A. 上皮为假复层纤毛柱状上皮　　　B. 无杯状细胞

C. 无腺体和软骨片　　　　　　　　D. 平滑肌形成完整的环形层

E. 黏膜皱襞明显

14. 以下关于肺泡结构的描述,哪一项是错误的?(　　)

A. 是半球形有开口的囊泡

B. 上皮由Ⅰ型肺泡细胞和Ⅱ型肺泡细胞组成

C. 最早出现于肺泡管

D. 是肺进行气体交换的场所

E. 相邻肺泡可通过肺泡孔相通

15. 以下关于肺泡隔结构特点的描述,哪一项是错误的?(　　)

A. 是相邻两个肺泡间薄层结缔组织

B. 含丰富的有孔毛细血管

C. 弹性纤维较多

D. 含有成纤维细胞、巨噬细胞、浆细胞和肥大细胞

E. 使肺组织具有弹性

16. 使肺组织具有弹性的主要结构是(　　)。

A. 肺泡隔内的胶原纤维

B. 肺泡隔内的弹性纤维

C. 肺泡隔内的网状纤维

D. Ⅱ型肺泡细胞及其分泌的表面活性物质

E. 肺泡管壁上,肺泡开口处的平滑肌纤维

17. 以下关于Ⅰ型肺泡细胞的描述,哪一项是错误的?（   ）

A. 细胞扁平,仅含核部分略厚　　　　B. 覆盖肺泡小部分表面

C. 数量较Ⅱ型肺泡细胞少　　　　　　D. 细胞内吞饮小泡多

E. 参与构成气-血屏障

18. 以下关于Ⅱ型肺泡细胞的描述,哪一项是错误的?（   ）

A. 细胞圆形或立方形　　　　　　B. 胞质色浅,呈泡沫状

C. 含板层小体　　　　　　　　　D. 胞质内粗面内质网和高尔基复合体发达

E. 可由Ⅰ型肺泡细胞分化而来

19. 肺内分泌表面活性物质的细胞是（   ）。

A. Ⅰ型肺泡细胞　　　　　　B. Ⅱ型肺泡细胞　　　　　　C. 肺巨噬细胞

D. 杯状细胞　　　　　　　　E. 小颗粒细胞

20. 具有稳定肺泡直径作用的物质是（   ）。

A. 5-羟色胺　　　　　　B. 肝素　　　　　　C. 表面活性物质

D. 生长抑素　　　　　　E. 前列腺素

二、名词解释

1. 肺小叶。
2. 尘细胞。
3. 气-血屏障。
4. 肺泡孔。

三、问答题

1. 试述气管壁的结构及其与功能的关系。
2. 简述肺导气部的组成及管壁结构的变化规律。
3. 简述肺泡隔的组成及功能。
4. 简述Ⅱ型肺泡细胞的光镜、电镜结构与功能。

四、填图题

在横线处填入图 15.1 和图 15.2 中对应部位的名称。

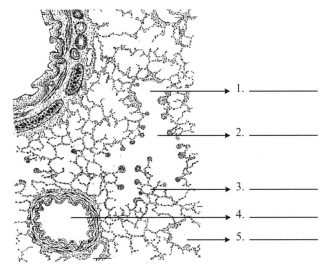

1.　　　　　　　　

2.　　　　　　　　

3.　　　　　　　　

4.　　　　　　　　

5.　　　　　　　　

图 15.1

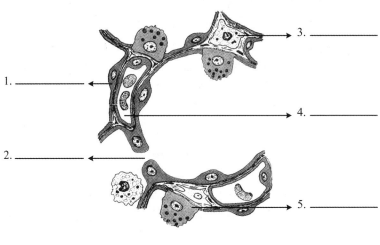

1.　　　　　　　　

2.　　　　　　　　

3.　　　　　　　　

4.　　　　　　　　

5.　　　　　　　　

图 15.2

参 考 答 案

一、选择题

1. D　2. B　3. E　4. C　5. A　6. B　7. D　8. C　9. B　10. C　11. E

12. E 13. A 14. C 15. B 16. B 17. B 18. E 19. B 20. C

二、名词解释

1. 肺小叶:由每一细支气管连同它的各级分支和肺泡组成,是肺的结构单位。

2. 尘细胞:吞噬了较多尘粒的肺巨噬细胞。

3. 气-血屏障:是肺泡与血液之间气体进行交换所通过的结构。包括肺泡表面活性物质层、Ⅰ型肺泡细胞与基膜、薄层结缔组织、毛细血管基膜与内皮。

4. 肺泡孔:相邻肺泡之间气体流通的小孔,可均衡肺泡间气体的含量。

三、问答题

1. 试述气管壁的结构及其与功能的关系。

答:气管壁由内向外依次分为黏膜、黏膜下层和外膜三层。① 黏膜:分上皮和固有层两层。上皮为假复层纤毛柱状上皮,由纤毛细胞、杯状细胞、刷细胞、基细胞和小颗粒细胞等组成。固有层由结缔组织构成,富含弹性纤维,也常见淋巴组织。② 黏膜下层:由疏松结缔组织构成,含较多的混合性腺(气管腺)。③ 外膜:由"C"形透明软骨环和结缔组织构成,软骨环缺口处有弹性纤维组成的韧带和平滑肌束。

功能:① 杯状细胞和混合性腺分泌的黏液,可黏附吸入气体中的异物、细菌等。② 上皮游离面的纤毛可向咽部规律而快速地摆动,可将黏液及其黏附物推向咽部咳出,从而净化吸入的空气。③ 固有层的淋巴组织具有免疫防御功能,其中的浆细胞与上皮细胞联合产生 sIgA,释放入管腔,对细菌、病毒有灭杀作用。④ 外膜的软骨环是气管的支架,咳嗽时缺口处的平滑肌收缩有助于清除痰液。

2. 简述肺导气部的组成及管壁结构的变化规律。

答:肺导气部包括叶支气管、段支气管、小支气管、细支气管和终末细支气管。其管壁结构变化规律如下:① 管径变小,管壁变薄,管壁自内向外虽仍可分为黏膜、黏膜下层和外膜三层,但三层分界渐不明显。② 上皮逐渐变薄,由假复层纤毛柱状上皮渐变为单层纤毛柱状上皮,再到单层柱状上皮。③ 上皮内杯状细胞逐渐减少直至消失。④ 黏膜下层中混合性腺逐渐减少直至消失。⑤ 外膜中透明软骨片逐渐减少直至消失。⑥ 固有层外侧平滑肌纤维逐渐增多,最终形成完整的环行平滑肌层。

3. 简述肺泡隔的组成及功能。

答:相邻肺泡之间的薄层结缔组织称肺泡隔。内有密集的连续毛细血管、丰富的弹性纤维,还有成纤维细胞、肺巨噬细胞和肥大细胞等多种细胞。密集的毛细血管有利于血液与肺泡之间的气体交换;弹性纤维有助于肺泡扩张后的回缩;肺巨噬细胞能吞噬肺内的灰尘、细菌等异物,发挥重要的免疫防御作用。

4. 简述Ⅱ型肺泡细胞的光镜、电镜结构与功能。

答：Ⅱ型肺泡细胞存在于肺泡上皮。

（1）光镜：可见细胞呈立方形或圆形，散在凸起于Ⅰ型肺泡细胞之间；细胞核圆形，胞质着色浅，呈泡沫状。

（2）电镜：细胞游离面有短小的微绒毛；胞质富含线粒体和溶酶体，有较发达的粗面内质网和高尔基复合体；有较多的板层小体。

（3）功能：细胞将板层小体内容物胞吐释放后，在肺泡上皮表面铺展成一层薄膜，称表面活性物质，有降低肺泡表面张力、稳定肺泡大小的重要作用；此外，在肺泡损伤破坏时，Ⅱ型肺泡细胞可分裂分化形成Ⅰ型肺泡细胞，修复肺泡。

四、填图题

图 15.1：

1. 呼吸性细支气管。2. 肺泡管。3. 肺泡。4. 终末细支气管。5. 肺泡囊。

图 15.2：

1. Ⅰ型肺泡细胞。2. 肺泡孔。3. 肺巨噬细胞。4. 毛细血管。5. Ⅱ型肺泡细胞。

（伍雪芳）

第十六章 泌尿系统

一、实验目的

1. 掌握肾脏的结构特点。
2. 熟悉膀胱的组织结构。

【实验课考试考点】

肾脏;肾小体;肾小管;集合管;血管球;肾小囊;近曲小管;远曲小管;刷状缘;致密斑;髓放线;膀胱;变移上皮;盖细胞。

二、实验内容

（一）肾（kidney）（见彩图 69～彩图 71）

染色方式:HE。

1. 低倍镜观察

肾表面有致密结缔组织构成的被膜,肾实质分皮质和髓质。皮质色深,位于肾的浅表,有较多圆球形的肾小体;髓质色浅,位于皮质深部,无肾小体。两者无明显分界。

2. 高倍镜观察

（1）皮质

① 肾小体:在肾小体的中央可见许多毛细血管的断面,即为血管球。肾小囊包在血管球的外面,其脏层足细胞紧贴血管球表面,镜下不易分辨。其壁层由单层扁平上皮组成,两层之间的狭窄腔隙称为肾小囊腔。在肾小体附近,有时可见到入球或出球微动脉的断面。

② 近曲小管:近曲小管分布在肾小体附近,管腔小而不规则,管壁由立方形或锥体形细胞组成,细胞界限不清。胞质嗜酸性染成深红色,核圆形位于细胞基底部。

③ 远曲小管:远曲小管管腔较大且规则。管壁为单层立方上皮,细胞界限清楚,胞质染色浅。细胞核呈圆形,数量多,位于中央或靠近管腔。

(2) 髓质

① 近直小管:近直小管与近曲小管的结构相似,仅上皮细胞较矮小。

② 细段:细段管径较细,由单层扁平上皮构成,核呈圆形常突入管腔,注意切勿与毛细血管混淆,其胞质较丰富,管腔内无血细胞。

③ 远直小管:远直小管与远曲小管的结构相似。

④ 集合管:集合管管径大小不一,由单层立方或单层柱状上皮组成,细胞界限清楚,胞质清晰,有透亮感,核呈圆形,位于细胞中央。

(3) 致密斑

在肾小体血管极附近寻找,远曲小管一侧上皮细胞变高变窄,该处细胞呈柱状,排列致密,核呈椭圆形,亦较密集,称为致密斑。

(二) 膀胱(bladder)(见彩图72)

染色方式:HE。

1. 低倍镜观察

分清黏膜、肌层和外膜三层。

2. 高倍镜观察

(1) 黏膜

黏膜上皮为变移上皮。处于收缩状态的膀胱切片,上皮层次较多,并有很多皱襞。表面见盖细胞,体积大呈矩形。固有层为结缔组织。

(2) 肌层

肌层较厚。由内纵、中环和外纵三层平滑肌构成,但互相交错分界不清。

(3) 外膜

除膀胱顶部为浆膜外,外膜的大部分为纤维膜。

三、示教

球旁细胞(juxtaglomerular cell)。

染色方式:锇酸染色。

镜下观察:取高倍镜,可见肾小体血管极侧有几个胞体较大,胞质内有蓝色颗粒的细胞,胞核未着色,故细胞中央为空白区,即为球旁细胞。

四、思考题

1. 光镜下如何区分近曲小管、远曲小管、细段和毛细血管？
2. 膀胱切片有何特征？请与食管切片进行比较。

习　　题

一、单项选择题

1. 肾单位的组成包括（　　）。

A. 肾小体、肾小管和肾小囊　　　　B. 肾小体和肾小管

C. 肾小体、肾小管和集合管　　　　D. 肾小体、近端小管和髓袢

E. 肾小管和集合管

2. 皮质迷路是指（　　）。

A. 锥体之间的皮质

B. 从肾锥体底部呈辐射状伸入皮质的条纹

C. 髓放线之间的皮质

D. 肾小管所在部位

E. 近曲小管所在部位

3. 一个肾小叶由（　　）。

A. 一个肾锥体构成

B. 一个肾锥体与其相连皮质构成

C. 相邻肾锥体之间的皮质构成

D. 一条髓放线及其周围的皮质迷路构成

E. 一条髓放线及其一侧的皮质迷路构成

4. 肾小体（　　）。

A. 由肾小囊和血管球组成　　　　B. 由肾小管和血管球组成

C. 由肾小囊和肾小管组成　　　　D. 由肾小囊、肾小管和集合管组成

E. 由血管球和泌尿小管组成

5. 肾小管包括（　　）。

A. 近端小管曲部，髓袢，远端小管曲部

B. 近端小管直部，细段，远端小管直部

C. 近端小管曲部,细段,远端小管曲部

D. 近端小管,髓袢,远端小管

E. 以上均不对

6. 下列结构中能滤过血液形成原尿的是( )。

A. 肾小体　　　　　 B. 近端小管　　　　　 C. 细段

D. 远端小管　　　　　 E. 集合小管

7. 对原尿进行重吸收的部位是( )。

A. 肾小囊和肾小管　　　　　 B. 肾小体和肾小管

C. 肾小管和集合管　　　　　 D. 肾小体和肾小囊

E. 集合管

8. 滤过膜的组成结构为( )。

A. 内皮、基膜

B. 有孔内皮、基膜、血管系膜

C. 足细胞裂孔膜、有孔内皮、血管系膜

D. 有孔内皮、基膜、足细胞裂孔膜

E. 血管系膜、有孔内皮、基膜、足细胞裂孔膜

9. 远曲小管的吸钠排钾作用受何种激素调节? ( )

A. 抗利尿激素　　　　　 B. 糖皮质激素　　　　　 C. 雌激素

D. 醛固酮　　　　　 E. 甲状腺素

10. 球旁复合体包括( )。

A. 足细胞、球旁细胞、球外系膜细胞

B. 球旁细胞、球外系膜细胞、球内系膜细胞

C. 球旁细胞、球外系膜细胞、远曲小管细胞

D. 致密斑、球旁细胞、球内系膜细胞

E. 球旁细胞、致密斑、球外系膜细胞

11. 受醛固酮调节的是( )。

A. 近端小管曲部和直部　　　　　 B. 远端小管曲部和直部

C. 细段　　　　　 D. 远曲小管和集合管

E. 髓袢

12. 致密斑由下列哪段小管上皮细胞分化形成? ( )

A. 集合管　　　　　 B. 乳头管　　　　　 C. 细段

D. 近端小管　　　　　 E. 远端小管

13. 致密斑的功能为( )。

A. 感受近曲小管内钠离子的浓度

B. 感受近端小管内钠离子的浓度

C. 感受远端小管内钠离子的浓度

D. 感受远端小管内钾离子的浓度

E. 感受远端小管内钠、钾离子浓度

14. 分泌肾素的细胞是(   )。

A. 球旁细胞　　　　　B. 球内系膜细胞　　　　　C. 足细胞

D. 肾间质细胞　　　　E. 致密斑

15. 与血液中的物质能否通过滤过屏障的无关因素是(   )。

A. 物质的分子大小　　B. 物质表面的电荷　　　　C. 物质的形状

D. 物质的化学成分　　E. 毛细血管的压力大小

16. 上皮细胞游离面上有刷状缘的是(   )。

A. 近端小管　　　　　B. 远端小管　　　　　　　C. 细段

D. 直集合管　　　　　E. 弓状集合管

17. 以下关于足细胞的描述，正确的是(   )。

A. 它们是肾小球内的内皮细胞　　　　B. 它们是肾小囊壁层上皮细胞

C. 它们是系膜细胞　　　　　　　　　D. 它们是球旁细胞

E. 它们是肾小囊脏层上皮细胞

18. 肾盂、输尿管和膀胱共有的结构特点是(   )。

A. 腔面被覆单层立方上皮　　　　　　B. 腔面被覆变移上皮

C. 腔面被覆复层扁平上皮　　　　　　D. 都有骨骼肌所包绕

E. 都有三层平滑肌包绕

二、名词解释

1. 滤过屏障(滤过膜)。

2. 球旁复合体。

3. 致密斑。

三、问答题

1. 试述肾小体的结构功能及其与原尿形成的关系。

2. 简述近曲小管和远曲小管的形态结构和功能的差别。

3. 试述肾血液循环的特点。

四、填图题

在横线处填入图 16.1 中对应部位的名称。

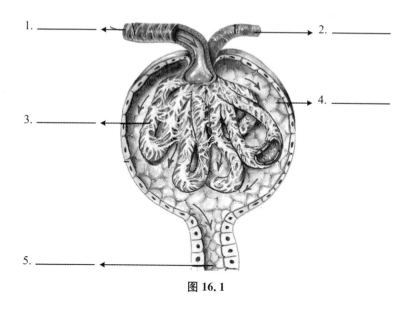

1.

2.

3.

4.

5.

图 16.1

参 考 答 案

一、单项选择题

1. E 2. C 3. D 4. A 5. D 6. A 7. C 8. D 9. D 10. E 11. D 12. E 13. C 14. A 15. D 16. A 17. E 18. B

二、名词解释

1. 滤过屏障(滤过膜):有孔毛细血管有孔内皮、基膜和足细胞裂孔膜,这三层结构称为滤过屏障或滤过膜。

2. 球旁复合体:由球旁细胞、致密斑和球外系膜细胞组成。位于肾小体的血管极,大致呈三角形,致密斑为三角形的底,入球微动脉和出球微动脉形成侧边,球外系膜细胞位于三角区的中心。

3. 致密斑:位于肾小体的血管极,远端小管靠近肾小体侧的上皮细胞增高、变窄,形成一个椭圆形的斑,称致密斑。此处上皮细胞呈柱状,细胞质着色浅,细胞核为椭圆形,位于近细胞顶部。致密斑是一种离子感受器,能敏锐感受远端小管内 Na^+ 浓度的变化。

三、问答题

1. 试述肾小体的结构功能及其与原尿形成的关系。

答:(1) 肾小体的结构:① 血管球;② 肾小囊;③ 滤过屏障。

(2) 原尿产生过程:肾小体犹如滤过器,当血液流经血管球毛细血管时,管内血压高,血浆中的部分物质经滤过屏障滤入肾小囊腔。滤入肾小囊腔内的滤液称原尿。原尿除不含大分子的蛋白质外,其成分和血浆相似。

2. 简述近曲小管和远曲小管的形态结构和功能差别。

答:具体见表 16.1。

表 16.1　近曲小管和远曲小管的形态结构和功能

	近曲小管	远曲小管
管腔	小	较大且规则
上皮细胞光镜	立方形或锥形,细胞体积大,分界不清。胞质嗜酸性,核圆,位于近基底部	立方形,比近曲小管的细胞小,着色浅,细胞分界较清楚,核位于中央或靠近管腔
电镜	细胞游离面有微绒毛构成的刷状缘,基部有质膜内褶和线粒体构成的纵纹。侧面有许多侧突,相互嵌合	游离面无刷状缘,基底部纵纹较明显
功能	重吸收原尿成分的主要场所	是离子交换的重要部位,有吸收水、Na^+ 以及排出 K^+、H^+、NH_3 等功能

3. 试述肾血液循环的特点。

答:特点:① 血流量大且流速快,约占心输出量的 1/4,肾血管走行较直,血液能快速抵达血管球;② 90%的血液供应皮质,进入肾小体后被滤过;③ 入球微动脉较出球微动脉粗,血管球内压力较高有利于滤过;④ 两次形成毛细血管网,即血管球和球后毛细血管网;⑤ 髓质内的直小血管与髓袢伴行,有利于肾小管和集合管的重吸收和尿液浓缩。

四、填图题

1. 入球微动脉。2. 出球微动脉。3. 足细胞。4. 肾小囊腔。5. 近曲小管。

（石　蕾）

第十七章　男性生殖系统

一、实验目的

1. 熟悉附睾的结构特点,能在光镜下分辨附睾管与输出小管,了解前列腺的结构。

2. 掌握睾丸的组织结构,能在光镜下分辨生精细胞、支持细胞和睾丸间质细胞。

【实验课考试考点】

睾丸;生精小管;精原细胞;初级精母细胞;精子细胞;精子;支持细胞;睾丸间质细胞。

二、实验内容

(一) 睾丸(testis)(见彩图 73)

染色方式:HE。

1. 低倍镜观察

睾丸表面有一层浆膜,浆膜下方为致密结缔组织,即白膜。睾丸实质内含有许多大小、形状不一的生精小管断面。生精小管管壁较厚,含多种细胞。生精小管之间有少量的疏松结缔组织,称为睾丸间质,其中含有睾丸间质细胞。

2. 高倍镜观察

(1) 生精小管

在生精小管中可见各个不同发育时期的生精细胞和支持细胞。由于细胞彼此排列紧密,所以界限不清,只见细胞核。由基膜向管腔面依次可以见到:

① 精原细胞:精原细胞紧靠基膜,细胞呈圆形,体积较小,核呈圆形,着色较深。

② 初级精母细胞:初级精母细胞位于精原细胞的近腔侧,胞体最大,细胞核常

处于分裂状态,所以核膜消失,可见到密集成团的染色体。

③ 次级精母细胞:次级精母细胞位于初级精母细胞的近腔侧,体积较初级精母细胞小。细胞核呈圆形,染色深。由于其存在时间短,在切片中不易被找到。

④ 精子细胞:精子细胞紧靠管腔面,细胞体积小,核呈圆形,染色深。

⑤ 精子:精子呈蝌蚪状,头部呈长梭形,嵌于支持细胞的顶端,染成深蓝色;尾长,染成红色丝状,伸向管腔,多被切断。

⑥ 支持细胞:支持细胞数量少,位于生精细胞之间,为锥体形细胞。细胞底部和基膜相连,顶部伸向管腔。但切片中细胞轮廓不清,只能分辨出椭圆形或三角形的细胞核,核仁明显,核着色较浅,位于细胞基部。

(2)睾丸间质

睾丸间质是生精小管之间的疏松结缔组织,其中含有睾丸间质细胞,胞体较大,呈圆形或多边形,胞质嗜酸性,核大而圆,染色深,常三五成群分布。

(二) 附睾(epididymis)

染色方式:HE。

1. 低倍镜观察

切片中可见两种不同形状的小管。管壁较薄,管腔不规则的小管为输出小管,另一种管壁较厚,管腔较规则为附睾管。两种管腔内均有精子分布。

2. 高倍镜观察

(1)输出小管

输出小管由单层高柱状纤毛细胞群和低柱状细胞群相向排列而成,故管腔面高低不平。

(2)附睾管

附睾管管壁属假复层纤毛柱状上皮,由主细胞和基细胞组成,腔面平整,主细胞表面有多而长的微绒毛(静纤毛),基膜外有平滑肌纤维环绕。

(三) 前列腺(prostadc gland)

染色方式:HE。

1. 低倍镜观察

表面由结缔组织被膜包裹,实质由大小不等、形态不规则的腺泡构成。腺泡上皮向腺腔突出形成高低不等的皱襞,腺腔内可见有红色圆形嗜酸性的板层状小体,称前列腺凝固体,也可钙化为前列腺结石。

2. 高倍镜观察

腺泡上皮形态不一,可呈单层立方、单层柱状和假复层柱状,在腺腔内有时可见有密集的细胞团,是皱襞的切面,腺泡之间有丰富的结缔组织和平滑肌。

三、示教

1. 支持细胞(sustentacular cell)(见彩图73)

染色方式:HE。

镜下观察:位于生精细胞之间,胞体呈锥体形,从基膜直达管腔面,但细胞轮廓不清,胞质弱嗜酸性,胞核较大,呈卵圆形或三角形,位于基部,染色深,核仁明显,切片中较易观察。

2. 输精管(ductus deferens)

染色方式:HE。

镜下观察:从管腔向外,管壁依次为黏膜、肌层和外膜,管腔内常见有精子。

(1)黏膜

黏膜由上皮和固有层组成。上皮为假复层柱状上皮,固有层是结缔组织。

(2)肌层

肌层由内纵、中环和外纵三层平滑肌纤维构成。

(3)外膜

外膜为疏松结缔组织,血管较多。

四、思考题

1. 显微镜下如何区别生精小管中的各级生精细胞?

2. 睾丸支持细胞和间质细胞各自有何形态结构特征?功能有何不同?

习　　题

一、单项选择题

1. 成人生精小管管壁的生精上皮由以下哪些细胞组成?(　　　)

A. 支持细胞和间质细胞　　　　　B. 支持细胞和生精细胞

C. 间质细胞和生精细胞　　　　　D. 支持细胞和精原细胞

E. 间质细胞和精原细胞

2. 以下关于初级精母细胞的描述,错误的是(　　　)。

A. 位于精原细胞近腔侧

B. 细胞大,核大而圆,染色质粗网状

C. 染色体组型为 46,XY

D. 经两次成熟分裂形成四个次级精母细胞

E. 成熟分裂过程历时较长,故生精小管切面上易于见到

3. 生精细胞中存在时间最短的是( )。

A. 精原细胞 B. 初级精母细胞 C. 次级精母细胞

D. 精子细胞 E. 精子

4. 青春期前,生精小管上皮有( )。

A. 支持细胞 B. 精原细胞

C. 精子细胞和精子 D. 支持细胞和精原细胞

E. 精原细胞和初级精母细胞

5. 睾丸内产生雄激素的细胞是( )。

A. 精原细胞 B. 支持细胞 C. 睾丸间质细胞

D. 精母细胞 E. 生精细胞

6. 以下有关人类精子形态结构的描述,错误的是( )。

A. 形似蝌蚪

B. 分头、尾两部

C. 头部有浓缩的细胞核、顶体和一个中心粒

D. 尾部分为颈段、中段、主段和末段

E. 中段包有外周致密纤维和线粒体鞘

7. 精子的轴丝来于( )。

A. 线粒体 B. 高尔基复合体 C. 核糖体

D. 中心粒 E. 滑面内质网

8. 以下关于精子尾部的描述,哪一项是错误的?( )

A. 是精子的运动装置

B. 颈段很短主要为中心粒

C. 中段短,主要由轴丝和线粒体鞘构成

D. 主段长,主要由轴丝、线粒体鞘和纤维鞘构成

E. 末段只有轴丝

9. 下列哪种细胞分泌雄激素结合蛋白?( )

A. 间质细胞 B. 精子细胞 C. 初级精母细胞

D. 次级精母细胞 E. 支持细胞

10. 以下不属于血-睾屏障组成成分的是( )。

A. 相邻支持细胞间的紧密连接　　　　B. 毛细血管内皮及其基膜

C. 结缔组织　　　　　　　　　　　　D. 生精上皮基膜

E. 睾丸间质细胞

11. 不参与调节精子发生的细胞或器官是(　　)。

A. 下丘脑　　　　　B. 腺垂体　　　　　C. 甲状腺

D. 支持细胞　　　　E. 睾丸间质细胞

12. 下列关于精子发生的论述,哪一项是错误的?(　　)

A. 从精原细胞发育为精子约需 64 天

B. 精原细胞不断分裂增生,最后全部分化为初级精母细胞

C. 经过两次减数分裂

D. 青春期前生精小管无管腔或管腔很小,管壁只含支持细胞和精原细胞

E. 受雄激素调控

13. 精子的顶体是(　　)。

A. 线粒体　　　　　B. 滑面内质网　　　　　C. 溶酶体

D. 中心粒　　　　　E. 粗面内质网

14. 下列关于附睾的描述,错误的是(　　)。

A. 分头、体、尾三部分

B. 头部主要由输出小管组成,体、尾部为附睾管

C. 输出小管上皮由高柱状和低柱状细胞相间排列构成

D. 附睾上皮细胞分泌肉毒碱、甘油磷酸胆碱和唾液酸

E. 精子在附睾内成熟不依赖雄激素的存在

15. 精子成熟的最后阶段完成于(　　)。

A. 输卵管壶腹部　　　　B. 子宫　　　　　C. 附睾

D. 睾丸网　　　　　　　E. 生精小管

二、名词解释

1. 精子发生。
2. 精子形成。
3. 血-睾屏障。
4. 睾丸间质细胞。
5. 精子。

三、问答题

1. 试述精子发生的主要变化过程。

2. 试述血-睾屏障的组成和功能。

3. 试述生精小管内支持细胞的结构和功能。

4. 试述睾丸功能的内分泌调节。

四、填图题

在横线处填入图 17.1 及图 17.2 中对应部位的名称。

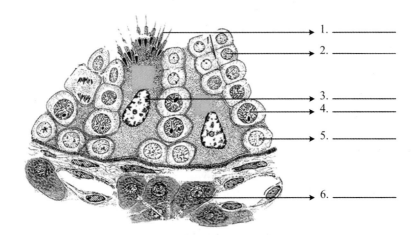

1. _____

2. _____

3. _____

4. _____

5. _____

6. _____

图 17.1

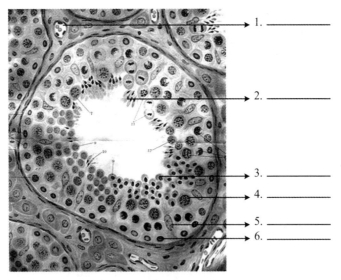

1. _____

2. _____

3. _____

4. _____

5. _____

6. _____

图 17.2

参 考 答 案

一、单项选择题

1. A　2. D　3. C　4. D　5. A　6. C　7. D　8. D　9. E　10. E　11. C
12. B　13. C　14. E　15. C

二、名词解释

1. 精子发生:是从精原细胞到形成精子的过程,人需 64±4.5 天,包括精原细胞增殖、精母细胞减数分裂和精子形成三个阶段。

2. 精子形成:精子细胞不再分裂而是经过复杂的变态,由圆形的细胞逐渐转变为蝌蚪状精子的过程。

3. 血睾屏障:指生精小管与血液之间的结构,包括毛细血管内皮及其基膜、薄层结缔组织、生精上皮基膜和支持细胞的紧密连接。

4. 睾丸间质细胞:位于生精小管之间的结缔组织中,常单个或成群分布。细胞体积较大,呈圆形或多边形,核圆居中,胞质嗜酸性,具有类固醇激素分泌细胞的超微结构特点,可以分泌雄激素。

5. 支持细胞:细胞呈不规则的长锥体形,细胞基底紧贴在基膜上,顶部伸向腔面。其侧面镶嵌有各级生精细胞,故光镜下细胞轮廓不清。核呈三角形或不规则形,染色浅,核仁明显。电镜下胞质内含大量的滑面内质网和一些粗面内质网、高尔基复合体、线粒体和溶酶体等。

6. 精子:形似蝌蚪,分为头、尾两部分。头部嵌入支持细胞顶部胞质中,尾部游离于生精小管腔。头内有一个高度浓缩的细胞核,核的前 2/3 有顶体覆盖,顶体是一种特殊的溶酶体。尾部是运动装置,可分为颈段、中段、主段和末段四部分。

三、问答题

1. 试述精子发生的主要变化过程。

答:要点——三个阶段各期生精细胞的形态变化特点。

2. 试述血-睾屏障的组成和功能。

答:要点——五层结构组成及其功能。

3. 试述生精小管内支持细胞的结构和功能。

答:要点——形态结构特点及五个功能。

4. 试述睾丸功能的内分泌调节。

答:要点——雄激素、FSH、LH。

四、填图题

图 17.1：

1. 精子。2. 精子细胞。3. 支持细胞。4. 初级精母细胞。5. 精原细胞。6. 睾丸间质细胞。

图 17.2：

1. 血管。2. 精子。3. 精子细胞。4. 初级精母细胞。5. 支持细胞。6. 精原细胞。

（彭彦霄　陈佩佩）

第十八章　女性生殖系统

一、实验目的

1. 掌握卵巢的一般结构及生长卵泡的形态结构，并能在切片中辨认。
2. 掌握子宫内膜的结构特点，能在光镜下辨认子宫内膜增生期和分泌期的结构。
3. 熟悉黄体的结构特点。
4. 熟悉乳腺静止期的结构特点。
5. 了解输卵管的组织结构和子宫颈的结构特点。

【实验课考试考点】
卵巢；原始卵泡；初级卵泡；次级卵泡；透明带；放射冠；初级卵母细胞；卵丘；卵泡壁（颗粒层）；子宫；子宫腺；螺旋动脉。

二、实验内容

（一）卵巢（ovary）（见彩图 74～彩图 76）

染色方式：HE。

1. 低倍镜观察

卵巢表面覆以单层扁平或立方上皮，其下为致密结缔组织所组成的白膜。卵巢实质包括皮质和髓质。皮质在外周，含有不同发育阶段的卵泡、闭锁卵泡、黄体和白体等。髓质在中央，与皮质无明显界限，由疏松结缔组织构成，内含丰富的血管、淋巴管和神经等。

2. 高倍镜观察

（1）原始卵泡

原始卵泡分布在皮质浅层，数量较多，体积小，由中央一个大的初级卵母细胞和周围一层扁平的卵泡细胞组成，细胞界限不清。其中初级卵母细胞核大而圆，染色浅,核仁明显;胞质弱嗜酸性。

(2) 初级卵泡

初级卵泡位于原始卵泡深层,卵泡体积增大。初级卵母细胞体积开始增大,居中。早期初级卵泡中卵泡细胞呈单层,立方形或柱状;晚期初级卵泡中卵泡细胞层数明显增多。卵母细胞外周与卵泡细胞之间出现一层红色透明膜即为透明带。

(3) 次级卵泡

次级卵泡体积明显增大。卵泡细胞间出现大小不等的腔,许多小腔融合成一个较大的腔隙即为卵泡腔,腔内可见染成粉红色呈絮状的结构,为卵泡液中蛋白质凝固形成。由于切面不同,有的次级卵泡只切到卵泡腔而未见卵丘。寻找一个含有卵丘的典型次级卵泡进行观察。初级卵母细胞体积稍增大,透明带清晰。紧贴透明带外周的一层柱状卵泡细胞即为放射冠。可见到卵泡膜,由卵泡周围的结缔组织构成,分内、外两层。内层细胞和血管较多,外层则含较多的纤维,细胞和血管较少,但两层之间无明显分界。

(4) 成熟卵泡

成熟卵泡的构成与后期次级卵泡略同,但体积和卵泡腔更大,位于卵巢表面。由于成熟卵泡会很快排出,标本上一般见不到。

(5) 闭锁卵泡

闭锁卵泡是一种退化的卵泡,卵泡细胞萎缩或消失,透明带皱缩,卵泡壁塌陷。

(6) 黄体

见示教部分。

(7) 间质腺

若标本取材于啮齿类动物,如猫、兔等,则可见间质腺。间质腺细胞排列成团或索条状,细胞较大,呈多边形,核圆。胞质染色浅,含空泡状脂滴。

(二) 子宫(uterus)(见彩图 77~彩图 80)

染色方式:HE。

1. 低倍镜观察子宫增生期

子宫壁由内膜、肌层和外膜构成,标本只取内膜和肌层的一部分,故看不到外膜。

2. 高倍镜观察子宫增生期

(1) 内膜

内膜上皮为单层柱状上皮,固有层为结缔组织。上皮向固有层凹陷形成单管状子宫腺,镜下呈多种断面。腺腔窄,无分泌物。此外,固有层内血管(螺旋动脉)(见彩图 80)丰富,镜下显示为几个连续的微动脉切面,并有大量基质细胞。

（2）肌层

肌层较厚，由成束或成片的平滑肌构成。肌束间有少量结缔组织，富含血管。

（三）乳腺（mammary gland）（见彩图 82、彩图 83）

染色方式：HE。

1. 低倍镜观察静止期乳腺

切片中可见有丰富的结缔组织，内含有大量脂肪细胞及少量的腺泡和导管。腺泡上皮为立方形和低柱状，与小叶内导管不易区分；小叶间导管和总导管，腺腔较大，为单层柱状上皮或复层柱状上皮。

2. 低倍镜观察哺乳期乳腺

切片中可见大量的腺泡和少量结缔组织。腺泡有几种不同的形态，一种上皮为高柱状，胞质顶端含有空泡，是脂滴溶解形成的，腺泡腔中含有的乳汁很少。另一些腺泡的上皮为立方或扁平细胞，腺腔大，腔中含有乳汁。不同形态的腺泡代表乳腺不同的分泌期，即各种腺泡的分泌活动是交替进行的。小叶间导管位于结缔组织中，其上皮为单层柱状或复层柱状。

三、示教

1. 阴道（vagina）

染色方式：HE。

镜下观察：

（1）黏膜

黏膜表面有许多皱襞，上皮为复层扁平上皮，固有层由致密结缔组织构成，并富含血管和弹性纤维。

（2）肌层

肌层为内环、外纵两层平滑肌。

（3）外层

外层为致密结缔组织构成的纤维膜。

上皮观察到复层扁平上皮，浅层细胞内含透明角质颗粒，但无角化。所含糖原在制片过程中被溶解而成空泡。

2. 黄体（corpus luteum）

染色方式：HE。

镜下观察：黄体为排列不规则的细胞团或细胞索，体积较大，富含血管。其中染色浅，胞体较大的多边形细胞为颗粒黄体细胞，位于黄体中央，数量多，核圆且核仁明显,胞质内常可见空泡,为所含黄色类脂颗粒被溶解而致;另一种细胞较少,多位于周边,体积小,着色深,此为膜黄体细胞。

3. 输卵管(uterine tube)(见彩图81)

染色方式:HE。

镜下观察:

(1)黏膜

黏膜上皮为单层柱状,由纤毛细胞和分泌细胞组成。纤毛细胞较大,核着色浅,游离面有纤毛。分泌细胞较小,胞核着色深,核近基部,胞质嗜酸性较强,固有层附有细密结缔组织,并有少量散在的平滑肌纤维,上皮和固有层向管腔形成许多纵行并且分支的皱襞。

(2)肌层

肌层为内环、外纵两层平滑肌。

(3)外膜

外膜为浆膜。

四、思考题

1. 睾丸、卵巢器官中,哪些细胞是执行内分泌功能的?

2. 根据哪些结构特征来区别子宫是增生期还是分泌期?

3. 在切片上如何识别卵巢中的各期卵泡?

4. 乳腺自青春期开始发育,它的组织结构随着月经周期、妊娠期和哺乳期会发生哪些变化? 乳腺的发育及乳汁的分泌主要受体内哪些因素的影响?

习　　题

一、单项选择题

1. 以下关于卵巢的描述,错误的是(　　　)。

A. 实质分为外周的皮质和中央的髓质

B. 双侧卵巢每月各排出一个卵细胞

C. 髓质主要由疏松结缔组织构成

D. 每月有多个卵泡发育

E. 皮质含不同发育阶段的卵泡

2. 以下关于原始卵泡的描述,哪一项是错误的?(　　)

A. 含一个初级卵母细胞　　　　　B. 含一层立方形的卵泡细胞

C. 含一层扁平的卵泡细胞　　　　　D. 为各级卵泡中最幼稚的卵泡

E. 位于皮质浅层

3. 初级卵母细胞第一次减数分裂完成于(　　)。

A. 胚胎期　　　　　B. 出生时　　　　　C. 排卵后 24～48 h

D. 排卵前 36～48 h　　　　　E. 排卵后

4. 以下关于透明带的描述,哪一项是错误的?(　　)

A. 由卵母细胞和卵泡细胞共同分泌形成

B. 为一层嗜酸性的膜

C. 位于卵母细胞与卵泡细胞之间

D. 卵母细胞表面突起与卵泡细胞的微绒毛在透明带内密切接触,可形成缝隙连接

E. 从初级卵泡开始出现

5. 放射冠是指(　　)。

A. 紧靠透明带的一层高柱状卵泡细胞

B. 紧靠卵泡腔的一层卵泡细胞

C. 紧靠透明带的一层立方形卵泡细胞

D. 卵泡膜内层的结缔组织细胞

E. 卵泡壁最外层的卵泡细胞

6. 26 岁、女性、月经周期为 28 天,6 月 6 日来月经,6 月 9 日卵巢内应见(　　)。

A. 原始卵泡、生长卵泡和闭锁卵泡　　　B. 原始卵泡、成熟卵泡和闭锁卵泡

C. 原始卵泡和黄体　　　　　D. 原始卵泡、生长卵泡和成熟卵泡

E. 原始卵泡、生长卵泡和黄体

7. 以下对排卵时的描述,哪项是最正确的?(　　)

A. 初级卵母细胞和卵泡液一起从卵巢表面排出

B. 次级卵母细胞和卵泡液一起从卵巢表面排出

C. 初级卵母细胞和透明带一起从卵巢表面排出

D. 初级卵母细胞、透明带、放射冠和卵泡液一起从卵巢表面排出

E. 次级卵母细胞、透明带、放射冠和卵泡液一起从卵巢表面排出

8. 颗粒黄体细胞和膜黄体细胞协同作用分泌(　　)。

A. 松驰素　　　　　B. 孕激素　　　　　C. 雌激素

D. 黄体生成素　　　　　E. 松驰素和雌激素

9. 以下关于子宫内膜的描述,哪一项是错误的?(　　　)

A. 由功能层和基底层组成

B. 内膜固有层内有子宫腺,腺上皮与内膜表面上皮相连

C. 功能层为妊娠期胚泡种植和发育的部位

D. 基底层增生能力很强

E. 基底层在卵巢分泌的激素作用下发生周期性剥脱和出血

10. 不属于子宫内膜的成分的是(　　　)。

A. 网状纤维　　　　　B. 基质细胞　　　　　C. 螺旋动脉

D. 平滑肌纤维　　　　E. 单层柱状上皮

11. 以下关于子宫内膜分泌期的描述,哪一项是错误的?(　　　)

A. 为月经周期的第 5～14 天　　　　B. 又称黄体期

C. 固有层内组织液增多　　　　D. 子宫腺腔增大,腔内可见分泌物

E. 螺旋动脉更加弯曲

12. 在月经期,血液中含量迅速下降的激素是(　　　)。

A. 卵泡刺激素　　　　　B. 黄体生成素

C. 雌激素和卵泡刺激素　　　　D. 孕激素和黄体生成素

E. 雌激素和孕激素

13. 子宫内膜由分泌期进入月经期的根本原因是(　　　)。

A. 螺旋动脉破裂　　　　　B. 月经黄体退化

C. 雌激素水平下降　　　　D. 孕激素水平下降

E. 排卵后未受精

14. 以下最需要注意避孕的时期为月经周期中的(　　　)。

A. 增生期　　　　　B. 分泌期　　　　　C. 月经期

D. 第 12～16 天　　　E. 第 8～12 天

15. 输卵管的管壁由(　　　)。

A. 上皮、固有层、黏膜肌层组成　　　　B. 黏膜、肌层、浆膜组成

C. 黏膜、肌层、纤维膜组成　　　　D. 黏膜、黏膜下层、肌层和浆膜组成

E. 黏膜、黏膜下层、肌层和纤维膜组成

16. 阴道内表面被覆的上皮是(　　　)。

A. 单层扁平上皮　　　　　B. 单层或复层柱状上皮

C. 假复层纤毛柱状上皮　　　　D. 单层立方上皮

E. 复层扁平上皮

二、名词解释

1. 放射冠。

2. 透明带。

3. 卵丘。

4. 排卵。

5. 黄体。

6. 月经周期。

三、问答题

1. 试述原始卵泡的结构特点。

2. 试述初级卵泡的结构特点。

3. 试述次级卵泡的结构特点。

4. 试述排卵定义、过程及排卵后卵母细胞的命运。

5. 试述黄体的形成、结构、演变和功能。

6. 试述子宫内膜周期性变化及其与卵巢激素的关系。

四、填图题

在横线处填入图 18.1 及图 18.2 中对应部位的名称。

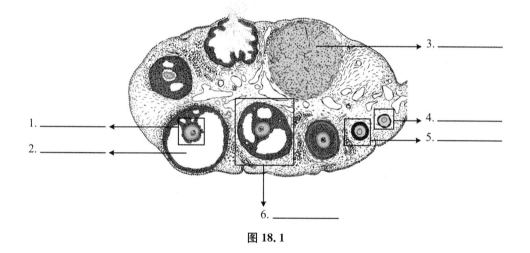

图 18.1

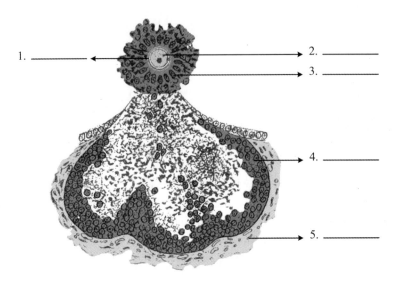

1.　　　　　　　　　　　2.
　　　　　　　　　　　　3.

　　　　　　　　　　　　4.

　　　　　　　　　　　　5.

图 18.2

参 考 答 案

一、单项选择题

1.B　2.B　3.D　4.D　5.A　6.A　7.E　8.E　9.E　10.D　11.A
12.E　13.E　14.D　15.B　16.E

二、名词解释

1. 放射冠:紧靠透明带的一层高柱状卵泡细胞呈放射状排列,称为放射冠。

2. 透明带:初级卵泡的初级卵母细胞和放射冠的卵泡细胞之间出现一层均质状、折光性强、嗜酸性的膜称为透明带。

3. 卵丘:随着次级卵泡的发育,卵泡液增多,卵泡腔扩大,初级卵母细胞、透明带、放射冠及部分卵泡细胞突入卵泡腔内形成卵丘。

4. 排卵:在月经周期的第 14 天,成熟卵泡破裂,次级卵母细胞从卵巢排出的过程。排出物包括次级卵母细胞、透明带、放射冠和卵泡液。

5. 黄体:排卵后残留在卵巢内的卵泡颗粒层和卵泡膜向腔内塌陷,卵泡膜的结缔组织和毛细血管也深入颗粒层,这些成分逐渐演化成具有内分泌功能的细胞团,新鲜时呈黄色。故称为黄体。

6. 月经周期:自女性青春期开始,在卵巢分泌的雌激素和孕激素的周期性作用下,子宫体部和底部的内膜功能层发生周期性的变化,即每 28 天左右发生一次内膜剥脱出血、增生修复过程,称为月经周期。

三、问答题

1. 试述原始卵泡的结构特点。

答:原始卵泡的分布特点,其中两种组成细胞的位置、形态、数量。

2. 试述初级卵泡的结构特点。

答:初级卵泡的分布特点、特征结构,其中两种组成细胞的位置、形态、数量。

3. 试述次级卵泡的结构特点。

答:次级卵泡的特征结构,其中两种组成细胞的位置、形态、数量。

4. 试述排卵定义、过程及排卵后卵母细胞的命运。

答:要点——定义、过程、两种结局。

5. 试述黄体的形成、结构、演变和功能。

答:要点——定义、两种组成细胞形态、功能、黄体分类及结局。

6. 试述子宫内膜周期性变化及其与卵巢激素的关系。

答:要点——三期变化、与卵巢的关系。

四、填图题

图 18.1:

1. 卵丘,卵泡腔。2. 卵泡腔。3. 黄体。4. 原始卵泡。5. 初级卵泡。6. 次级卵泡。

图 18.2:

1. 透明带。2. 次级卵母细胞。3. 放射冠。4. 颗粒层。5. 卵泡膜内层。

（彭彦霄　陈佩佩）

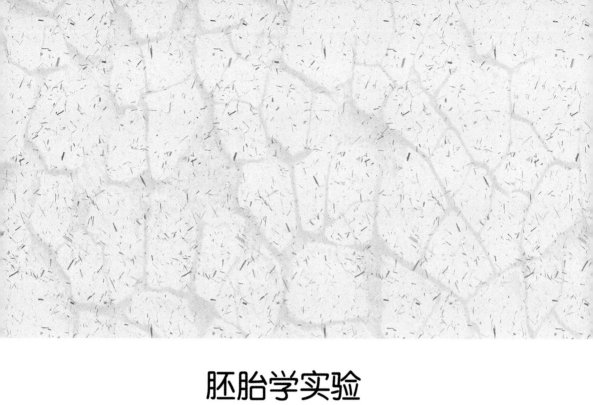

胚胎学实验

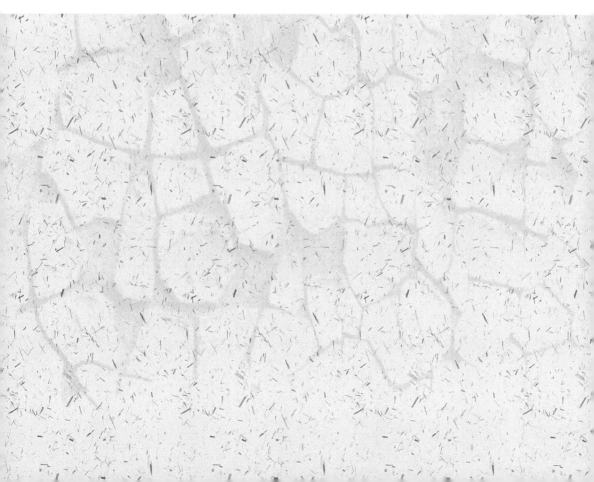

第十九章　胚胎学绪论

胚胎的发育通常分为 3 个阶段：

（1）胚前期：受精之后的前 2 周。

（2）胚期：从受精后第 3 周到第 8 周末。

（3）胎期：从第 9 周到出生阶段。

由于胚期的标本难以获得，所以胚期实验以观察模型为主，辅以录像片、电影等来帮助同学理解胚胎的正常发育。胎期可直接观察不同时期胎儿标本的外形特征，同时观察各系统、器官发生的模型以理解正常胚胎发育。通过观察胚胎畸形标本来进一步理解胎儿畸形的发生。

一、实验目的

1. 了解卵裂及胚泡形成过程。
2. 掌握二胚层胚盘的形成。
3. 掌握三胚层胚盘的形成及分化。
4. 掌握胎膜、胎盘的形成，胎儿与母体的关系。
5. 了解胚胎器官系统的发生和分化及常见畸形发生的原因。

【实验课考试考点】

桑椹胚；畸胎。

二、实验内容

（一）胚胎早期发育（development of earlier embryo）第 1～2 周胚胎
　　发育模型

受精、卵裂及胚泡形成和二胚层胚盘形成。

胚泡形成后，内细胞群的细胞分裂增殖分化为上下两层细胞：上层细胞呈高柱状，称上胚层，下层细胞呈低立方形，称下胚层。两层细胞紧密相贴，中间有一层基膜相隔,形成椭圆形盘状结构,称二胚层胚盘。

1. 小白座模型

从受精卵到二胚层形成,共有 10 个模型。

① 受精卵。

② 卵裂球:受精卵不断分裂,分裂产生的细胞称卵裂球(2～3 个卵裂球模型)。

③ 桑椹胚:随着卵裂球数目的增加,细胞体积逐渐减小,第 3 天,形成一个由 12～16 个细胞组成的实心胚称桑椹胚(morula)。

④ 胚泡:桑椹胚继续分裂,细胞间逐渐出现的小腔隙,融合成一个大腔而形成胚泡。胚泡表面为一层扁平细胞称滋养层,中央的腔称胚泡腔,附于一侧的细胞团称为内细胞群。

⑤ 内细胞群腹侧出现一层立方形细胞,用黄色表示的是上胚层,蓝色表示的是下胚层。

⑥ 出现羊膜腔。上下胚层紧贴构成胚盘。

⑦ 出现卵黄囊。

⑧ 蓝色为羊膜腔,黄色为下胚层,土黄色的是卵黄囊。两囊周围呈红色的为胚外中胚层。外表面有合体滋养层与细胞滋养层共同形成的绒毛干。

⑨ 可见羊膜腔、卵黄囊。胚外中胚层中出现许多间隙。

⑩ 胚外体腔形成,体蒂形成。

2. 紫木箱模型

从卵裂到二胚层形成,共 7 个模型。

① 两个卵裂球。

② 桑椹胚。

③ 胚泡:可见内细胞群、滋养层和胚泡腔。

④ 胚泡中内细胞群一侧出现下胚层。

⑤ 可见纵切面的胚盘,卵黄囊的一部分,原条及胚盘相连的体蒂,绒毛膜。

⑥ 绒毛膜、卵黄囊、羊膜腔、胚盘。体蒂及胚外体腔。

⑦ 胚盘卷褶,背侧中间的神经沟开始愈合成神经管,前端有前神经孔,后端有后神经孔,腹侧为卵黄囊,尾侧红色的结构为体蒂。

(二)三胚层胚盘形成及分化模型

上胚层的细胞增生并向尾端中线迁移,在胚盘尾端中轴线上形成一条增厚的细胞索即原条,原条头端细胞增生形成原结,原结中央凹陷即原窝或原凹。上胚层的细胞沿原条下陷并置换了下胚层细胞,形成内胚层(endoderm,黄色表示)。另一部分上胚层细胞在上胚层与新形成的内胚层之间形成了一层新细胞,称胚内中胚层,即中胚层(mesoderm,红色表示)。形成内胚层和中胚层之后的上胚层,改称为外胚层(ectoderm,蓝色表示)。由三个胚层构成的头端较宽、尾端较窄的椭圆形盘状结构称为三胚层胚盘。在胚盘的头端和尾端各有一无中胚层区域,分别称为口咽膜和泄殖腔膜。

1. 三胚层分化

(1) 外胚层的分化

在脊索的诱导下,外胚层细胞增厚形成神经板,神经板中央沿长轴凹陷形成神经沟,沟两端隆起处称神经褶,两侧神经褶在中线愈合形成神经管。

(2) 中胚层的分化

在脊索两侧,由内向外依次分化为 3 部分:

① 轴旁中胚层:主要分化为躯干的骨骼、肌肉、结缔组织及皮肤的真皮等。

② 间介中胚层:主要分化为泌尿生殖系统。

③ 侧中胚层:以后出现的胚内体腔,将侧中胚层分为脏壁中胚层和体壁中胚层,脏壁中胚层主要分化为消化管壁上的平滑肌和结缔组织等,体壁中胚层主要分化为腹壁和外侧体壁中的肌肉、结缔组织和皮肤的真皮等。

(3) 内胚层的分化

随胚体的卷曲形成原肠,未来主要分化为消化管上皮和呼吸系统上皮。

2. 大白座模型

表示三胚层形成及分化,共 5 个模型。

① 表面蓝色的外胚层。外胚层上可见原条、原凹。红色的表示中胚层、脊索。黄色的为内胚层、尿囊、卵黄囊。在卵黄囊上粉红色的块状为血岛。橘黄色表示胚外中胚层、体蒂、绒毛膜。

② 蓝色的外胚层上出现神经板。红色的是中胚层。可见口咽膜和泄殖腔膜。黄色的为内胚层、尿囊。粉红色的血岛,橘黄色的胚外中胚层、体蒂、绒毛膜。

③ 约 22 天胚龄人胚。神经沟已愈合形成神经管。前方有前神经孔,后方有后神经孔。有明显的体节、心突。胚下有半外胚层,可见红色的体蒂,绿色的前肾小管和前肾管。在左半中胚层上可见有脊索,原肠能分出前肠、中肠和后肠。中肠和卵黄囊相通。

④ 第 4 周人胚。胚体外观可见膨大的脑泡,两侧有鳃弓和鳃沟。腹侧有原始口凹,口凹周围有额鼻隆起,一对上颌隆起,一对下颌隆起,一个大的心突。背侧可见体节。从胚体内面观,可见红色的中胚层、体节、前肾小管、前肾管、中肾小管,还可见脑泡、神经沟、脊索。前肠头端膨大的为咽、咽囊,中央有甲状腺原基、喉气管沟、肝憩室、前肠、中肠、后肠、泄殖腔和尿囊。

⑤ 第 5 周人胚。从外观可见已长出上肢芽、下肢芽和脐带。从胚体内部观

察,红色是中胚层,绿色是前肾和中肾。蓝色是主静脉和前主静脉。喉气管憩室形成肺芽。并且可见到食管、胃、肝、背胰和胆囊的原基已基本形成。中肠袢分头支、尾支,尾支处有盲肠突。

3. 紫木座与兰木座模型(共 4 只)

① 观察内胚层、外胚层、卵黄囊、羊膜腔、绒毛膜、胚外体腔及体蒂。

② 在内外胚层之间出现中胚层,属三胚层胚盘。此时尿囊形成,伸入体蒂内,绒毛膜上可观察到绒毛干结构。

③ 外胚层形成神经管,并留有前后神经孔。前方有口咽膜,尾侧有泄殖腔膜,原肠分前肠、中肠和后肠。绒毛膜已能分出平滑绒毛膜和丛密绒毛膜。

④ 在横切面上可见神经管、体节、体壁中胚层、脏壁中胚层和胚内体腔。还有脊索、背主动脉、原肠。

(三)人胚外形连续发育模型

表示 3～8 周人胚发育,共 17 个模型。

① 17 天人胚:胚盘呈梨形,可见原条、原结。腹侧黄色的为卵黄囊,紫红色的为胚外中胚层。

② 19 天人胚:胚体卷褶,可见神经沟。

③ 21 天人胚:神经管开始出现,体节有 6 对,出现尿囊、体蒂。

④ 同③。

⑤ 23 天人胚:神经管形成,前后各留有前神经孔和后神经孔。体节有 12 对。

⑥ 25 天人胚:出现侧褶、头褶和尾褶,胚体有圆盘状卷成圆筒状。体节有 16 对。

⑦ 同⑥。

⑧ 27 天人胚:胚体呈弓形,神经管完全闭合,体节有 30 对。出现鳃弓,有心突,口凹、脐带。在纵切面上可见神经管、原肠、脊索和生肾索。

⑨ 同⑧。

⑩ 30 天人胚:外观可见上颌隆起、下颌隆起、耳泡、视板。

⑪ 32 天人胚:胚体上长出上肢芽和性下肢芽。

⑫ 同⑪。

⑬ 34 天人胚:肢芽分节,第一鳃沟外侧可见外耳原基。

⑭ 37 天人胚:肢芽出现指沟和趾沟。

⑮ 40 天人胚。

⑯ 第 7 周人胚。

⑰ 第 8 周人胚:胎儿外形基本建立。

（四）胚泡植入模型

显示胚泡植入过程和蜕膜形成,共 4 个模型。

① 受精后约第 8 天:胚泡极端滋养层开始侵入子宫内膜。其余滋养层还未进入子宫内膜。

② 受精后第 10 天:胚泡大部分埋入子宫内膜。

③ 受精后第 14 天:胚泡完全埋入子宫内膜。子宫内膜缺口处已修复,以后此处形成包蜕膜部分。

④ 子宫内膜可分包蜕膜和基蜕膜,基蜕膜内有子宫腺。蜕膜之间有胚泡,胚泡周围向蜕膜伸出许多绒毛。

（五）子宫模型

此模型主要表示胎儿、胎盘、胎膜与子宫之间的关系。胎儿位于羊膜腔中,脐带与胎盘相连。羊膜与绒毛膜之间是胚外体腔。子宫蜕膜可分包蜕膜、基蜕膜壁蜕膜。包蜕膜与壁蜕膜之间的间隙即是子宫腔。

三、示教

（一）原条（primitive streak）

鸡胚整装片:洋红染色。

低倍镜观察:切片中央有个圆盘状结构,即是胚盘。中央有一条深色的细胞索称原条。原条尾端细胞排列疏松,头端细胞增生形成染色较深的球状结构,为原结。原结中央有原窝。

（二）体节（somite）

鸡胚整装片:胭脂红染色（鸡胚孵化 30～36 h）。

低倍镜观察:胚胎中部有两条纵行的线,染色较深是神经沟。两侧高起的是神经褶,在头部已愈合形成神经管,将来发育成脑泡。在神经沟两侧,有染色较深的块状物是体节。胚胎周围有许多红色块状物,即是血岛,它们位于卵黄囊上,有的已形成血管网。

（三）三胚层期

鸡胚切片:洋红染色（鸡胚孵化 19～20 h 横切面）。

低倍镜观察：为一红色带状结构，有一层较厚的组织是外胚层，中间细胞比较密集为原条横断面。另一层较薄的扁平细胞为内胚层，在内外胚层之间疏松排列的细胞是中胚层。

（四）神经板（neural plate）

胭脂红染色（鸡胚孵化 20～26 h 横切面）。

低倍镜观察：外胚层的中轴部分细胞密集，为神经板。神经板下方有一密集的细胞团是脊索。脊索两侧有 4～5 层排列疏松的相细胞是中胚层。中胚层下方仅有一层细胞是内胚层。

（五）神经沟（neural groove）

胭脂红染色（鸡胚孵化 24～30 h 横切面）。

低倍镜观察：外胚层的中轴部分细胞密集，明显增厚，中央凹陷为神经沟。神经沟两侧隆起是神经褶。神经沟下方有一细胞团，是脊索横断面。脊索两侧各有一团三角形细胞称体节，体节两侧有一细短的细胞索是间介中胚层，间介中胚层的外侧是侧中胚层。侧中胚层分裂形成两部分，一部分与内胚层贴近是脏壁中胚层，另一部分与外胚层贴近是体壁中胚层。两层之间的腔隙是胚内体腔，中胚层下方是内胚层，有一层细胞组成。

（六）神经管（neural tube）

洋红染色（鸡胚孵化 40～48 h 横切面）。

低倍镜观察：在外胚层的内方出现一个管状结构，即为神经管。神经管与外胚层紧贴，管壁较厚。神经管两侧是体节。神经管下方是脊索。中胚层下方是内胚层，内胚层向腹侧卷曲形成原肠。

（七）观察胚胎畸形标本（见彩图 84）

电影片、录像片：人胚胎早期发育。

通过观看电影及录像片《人胚胎早期发育》，进一步了解胚胎早期发育的全过程。

四、思考题

1. 受精卵是怎样形成的？
2. 受精卵在最初 1 周内会发生哪些变化？

3. 胚泡由哪几部分构成？与植入有关的是哪个结构？

4. 原条是如何形成的？原条形成与中胚层形成有何关系？

5. 什么叫胚盘？胚盘以后在形态上将会发生哪些变化？

习　　题

一、单项选择题

1. 精子获能是指（　　　）。

A. 在生精小管发生过程中获得受精能力

B. 在附睾才具有受精能力

C. 输卵管上皮分泌的某些化学物质使精子具有受精能力

D. 精子释放顶体酶的反应

E. 透明带和放射冠被分解的过程

2. 从卵巢排出的卵子处于（　　　）。

A. 第一次减数分裂中期　　　　　B. 第二次减数分裂前期

C. 第一次减数分裂前期　　　　　D. 第二次减数分裂中期

E. 第二次减数分裂后期

3. 精子和卵子结合形成（　　　）。

A. 单倍体的受精卵　　　　　　　B. 二倍体的受精卵

C. 四倍体的受精卵　　　　　　　D. 八倍体的受精卵

E. 以上均不是

4. 受精的部位多发生在（　　　）。

A. 输卵管壶腹部　　　　　　　　B. 输卵管峡部

C. 输卵管漏斗部　　　　　　　　D. 子宫底、体部

E. 子宫颈部

5. 透明带消失于（　　　）。

A. 胚泡期　　　　　　B. 胚期　　　　　　　　C. 桑椹胚

D. 卵裂开始时　　　　E. 植入后

6. 胎儿遗传性别的决定因素是（　　　）。

A. 受精前母体精神状态　　　　　B. 受精卵子的性染色体类型

C. 受精精子的性染色体类型　　　D. 受精后激素作用

E. 受精前环境作用

7. 胚泡开始植入的时间相当于月经周期的（　　）。

A. 第 12～14 天 　　　　　　　　　　B. 第 9～10 天

C. 第 16～17 天 　　　　　　　　　　D. 第 27～28 天

E. 第 20～21 天

8. 宫外孕最常发生于（　　）。

A. 卵巢表面 　　　　　B. 输卵管 　　　　　C. 肠系膜

D. 子宫直肠陷窝 　　　E. 腹膜腔

9. 前置胎盘是由于胚泡植入在（　　）。

A. 子宫底部 　　　　　B. 子宫后壁 　　　　　C. 近子宫颈处

D. 子宫前壁 　　　　　E. 子宫颈管

10. 植入后子宫内膜血供更丰富，腺体分泌更旺盛，基质细胞更肥大，该变化称为（　　）。

A. 透明带反应 　　　　B. 获能 　　　　　C. 顶体反应

D. 蜕膜反应 　　　　　E. 以上均不是

11. 诱导神经管发育的是（　　）。

A. 原条 　　B. 原结 　　C. 原凹 　　D. 原沟 　　E. 脊索

12. 诱导外胚层增厚形成神经板的结构是（　　）。

A. 原条 　　B. 体节 　　C. 原结 　　D. 脊索 　　E. 轴旁中胚层

13. 形成原条的胚层是（　　）。

A. 下胚层 　　　　　B. 上胚层 　　　　　C. 胚内中胚层

D. 胚外中胚层 　　　E. 内胚层

14. 形成脊索的细胞来自（　　）。

A. 原结 　　B. 原沟 　　C. 原条 　　D. 神经板 　　E. 原凹

15. 自三胚层胚盘中轴向外侧依次为（　　）。

A. 间介中胚层、轴旁中胚层、侧中胚层

B. 轴旁中胚层、侧中胚层、间介中胚层

C. 轴旁中胚层、间介中胚层、侧中胚层

D. 侧中胚层、间介中胚层、轴旁中胚层

E. 侧中胚层、轴旁中胚层、间介中胚层

16. 内、中、外三个胚层均起源于（　　）。

A. 胚外中胚层 　　　　B. 胚内中胚层 　　　　C. 上胚层

D. 下胚层 　　　　　　E. 滋养层

17. 下列哪一项参与绒毛膜的形成？（　　）

A. 外胚层 　　　　　B. 内胚层 　　　　　C. 中胚层

D. 胚外中胚层　　　　　　E. 侧中胚层

18. 人胚初具雏形的时间是（　　　）。

A. 第 4 周　　　　　　　B. 第 8 周　　　　　　C. 第 10 周

D. 第 3 个月　　　　　　E. 第 4 个月

19. 下列哪项不属于胎膜？（　　　）

A. 羊膜　　　　　　　　B. 卵黄囊　　　　　　C. 尿囊

D. 脐带　　　　　　　　E. 基蜕膜

20. 非受精卵发育而来的组织结构是（　　　）。

A. 胚盘　　　　　　　　B. 脐带　　　　　　　C. 羊膜

D. 绒毛膜　　　　　　　E. 蜕膜

21. 胎儿诞生时，剪断脐带后从连接胎盘一端的切口流出的血液是（　　　）。

A. 胎儿的动脉血和静脉血　　　　　B. 母体的动脉血和胎儿的静脉血

C. 胎儿的动脉血和母体的静脉血　　　D. 胎儿和母体的动脉血和静脉血

E. 母体的动脉血和静脉血

22. 距离胎儿最近的结构是（　　　）。

A. 绒毛膜　　　　　B. 羊膜　　　　　　C. 基蜕膜

D. 包蜕膜　　　　　E. 壁蜕膜

23. 胎盘的组成是由（　　　）。

A. 胎儿的丛密绒毛膜和母体的包蜕膜组成

B. 胎儿的丛密绒毛膜和母体的基蜕膜组成

C. 胎儿的丛密绒毛膜和母体的壁蜕膜组成

D. 胎儿的平滑绒毛膜和母体的包蜕膜组成

E. 胎儿的平滑绒毛膜和母体的基蜕膜组成

24. 在妊娠后期胎儿生长发育于（　　　）。

A. 胚外体腔　　　　　B. 子宫腔　　　　　　C. 卵黄囊腔

D. 羊膜腔　　　　　　E. 胚泡腔

25. 足月分娩时羊水量为（　　　）。

A. 500～1000 mL　　　　　　　B. 500～1500 mL

C. 1000～1500 mL　　　　　　　D. 1000～2000 mL

E. 500～2000 mL

26. 羊水的作用不包括（　　　）。

A. 保护胎儿　　　　　　　　　B. 利于胎儿的活动和发育

C. 防止胎儿与羊膜粘连　　　　　D. 胎儿发育的主要营养来源

E. 分娩时扩张宫颈、冲洗产道

27. 下列哪种激素不是胎盘分泌的？（　　）

A. 人绒毛膜促性腺激素　　　　　B. 孕激素

C. 雌激素　　　　　　　　　　　D. 松弛素

E. 人胎盘催乳素

28. 临床上做早期妊娠诊断时，通常是检测孕妇血、尿中的（　　）。

A. 雌激素　　　　B. 孕激素　　　　C. 人绒毛膜促性腺激素

D. 人绒毛膜促乳腺生长激素　　　E. 黄体生成素

29. 胎盘母体面肉眼观最显著的特点是（　　）。

A. 表面光滑有羊膜覆盖　　　　　B. 表面有绒毛膜覆盖

C. 蜕膜碎片　　　　　　　　　　D. 有脐带附着

E. 表面粗糙，可见胎盘小叶

30. 胎盘中分泌激素的细胞主要是（　　）。

A. 细胞滋养层细胞　　　　　　　B. 合体滋养层细胞

C. 蜕膜细胞　　　　　　　　　　D. 结缔组织细胞

E. 血管内皮细胞

31. 以下关于双卵双胎的描述，哪一项是错误的？（　　）

A. 1个精子使2个卵子受精　　　B. 2个精子分别使2个卵子受精

C. 2个胎儿的性别相同或不同　　D. 2个胎儿有各自的胎膜和胎盘

E. 出生后2个婴儿的相貌特征如同一般兄弟姐妹，仅是同龄而已

32. 以下关于单卵双胎结果的描述，哪一项是不可能的？（　　）

A. 均为男性　　　　　　　　　　B. 均为女性

C. 性别各异　　　　　　　　　　D. 可能发生联体畸形

E. 可能发生寄生胎

二、名词解释

1. 胚胎学。

2. 胚期。

3. 胎期。

4. 获能。

5. 顶体反应。

6. 透明带反应。

7. 卵裂。

8. 桑椹胚。

9. 胚泡。

10. 植入。

11. 蜕膜反应。

12. 胎盘。

13. 原条。

14. 神经管。

15. 绒毛膜。

16. 胎盘屏障。

三、问答题

1. 简述胎盘屏障。

2. 简述胎盘结构及其功能。

3. 简述植入的过程和条件。

4. 简述中胚层的分化。

5. 何谓受精？试述受精的过程和意义。

四、填图题

在横线处填入图 19.1 及图 19.2 中对应部位的名称。

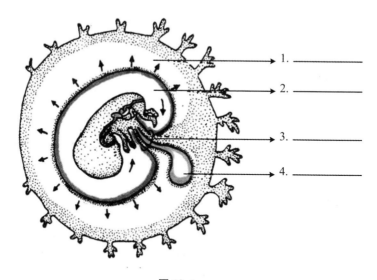

1. _____

2. _____

3. _____

4. _____

图 19.1

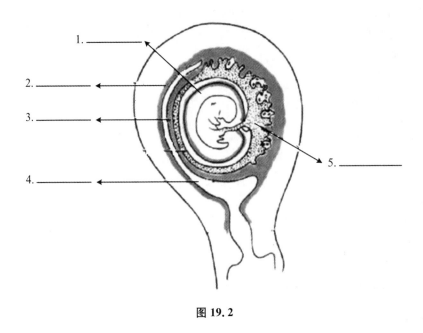

1.

2.

3.

4.

5.

图 19.2

参 考 答 案

一、单项选择题

1. C　2. D　3. B　4. A　5. A　6. C　7. E　8. B　9. C　10. D　11. E
12. D　13. B　14. E　15. C　16. C　17. D　18. B　19. E　20. E
21. A　22. B　23. B　24. D　25. C　26. D　27. D　28. C　29. E
30. B　31. A　32. C

二、名词解释

1. 胚胎学：主要是研究从受精卵发育为新生个体的过程及其机理的科学,研究生殖细胞的发生、受精、胚胎发育、胚胎与母体的关系、先天畸形等。

2. 胚期：为从受精卵形成至第 8 周末的胚胎发育时期,此期内受精卵由单个细胞经过迅速而复杂的增殖分化,发育为各器官、系统与外形都初具雏形的胎儿。

3. 胎期：从第 9 周至出生为胎期,此期内胎儿逐渐长大,各器官、系统继续发育,多数器官出现不同程度的功能活动。

4. 获能：精子头的外表面原来被一层来自精液中的糖蛋白覆盖,能阻止顶体酶释放。当精子通过子宫和输卵管时,该糖蛋白被去除,从而使精子获得了使卵子受精的能力,次现象称获能。

5. 顶体反应:当精子穿越卵细胞周围的放射冠及透明带时,其顶体发生一系列变化并释放顶体酶的过程称为顶体反应。

6. 透明带反应:精子穿过卵细胞的细胞膜进入卵细胞胞质时,卵细胞膜下方胞质中的皮质颗粒释放其内容物进入卵周隙,引起了透明带中 ZP_3 糖蛋白分子的变化,使透明带失去了接受精子穿越的功能,这一过程称透明带反应。

7. 卵裂:由于子细胞被透明带包裹,在分裂间期无生长过程,仅原受精卵的胞质被不断分到子细胞中,因而随着细胞数目增加,细胞体积逐渐变小,这种特殊的有丝分裂称为卵裂。

8. 桑椹胚:到第 3 天,卵裂球数达 12～16 个,共同组成一个实心胚,外观如桑椹,称桑椹胚。

9. 胚泡:桑椹胚的细胞继续分裂增殖,当卵裂球的数目增至 100 个左右时,细胞间出现若干小的间隙,并逐渐融合成一个大腔,腔内充满液体,整个胚呈囊泡状,称为胚泡。

10. 植入:胚泡侵入子宫内膜的过程称植入。植入始于受精后第 5 天末或第 6 天初,完成于第 11 天左右。植入的部位是子宫前壁或后壁的子宫内膜,植入后的子宫内膜称为蜕膜。

11. 蜕膜反应:植入时的子宫内膜正处于分泌期,植入后血液供应更丰富,腺体分泌更旺盛,基质细胞变得十分肥大,富含糖原和脂滴,内膜进一步增厚,这些变化称蜕膜反应。

12. 胎盘:是由胎儿的丛密绒毛膜与母体的基蜕膜共同组成的圆盘形结构。

13. 原条:胚胎发育至第 3 周初,二胚层胚盘尾端中线处的上胚层细胞增生,形成一条纵行的细胞索,称原条。原条头端膨大,称为原结。原结和原条背面凹陷,分别称为原凹和原沟。

14. 神经管:胚胎发育至 22 天左右,神经沟开始从第 4 体节平面闭合,向头、尾方向延续,逐渐形成了神经管,并脱离表面外胚层。

15. 绒毛膜:由滋养层和衬于其内面的胚外中胚层组成。

16. 胎盘屏障:胎儿血与母体血在胎盘内进行物质交换所通过的结构。

三、简答题

1. 简述胎盘屏障。

答:胎儿血和母体血在胎盘内进行物质交换所通过的结构称为胎盘屏障或胎盘膜。由合体滋养层、细胞滋养层和基膜、薄层绒毛结缔组织以及毛细血管基膜和内皮组成。

2. 简述胎盘结构及其功能。

答:要点——结构中母体部分,胎儿部分名称。功能:物质交换;内分泌功能(激素名称)。

3. 简述植入的过程和条件

答:植入开始于受精后的第 5～6 天,在第 11～12 天内完成。植入时,透明带完全溶解消失,内细胞群一侧的极端滋养层首先与子宫内膜接触并黏附,分泌蛋白水解酶,溶蚀子宫内膜并行成缺口,然后胚泡陷入缺口,被包埋其中,随后缺口周围的内膜上皮增生使之迅速修复。

4. 简述中胚层的分化。

答:中胚层形成后,脊索两旁的中胚层细胞增殖较快,由内向外依次分化为"轴旁中胚层、间介中胚层和侧中胚层",另外散在的中胚层细胞又可分化为身体各处的结缔组织、骨骼、肌组织和血管等。

5. 何谓受精? 试述受精的过程和意义。

答:要点如下:

(1) 精子与卵子结合成为受精卵的过程称为受精。

(2) 受精的过程:① 顶体反应,穿入。② 细胞膜融合。③ 变成雌原核和雄原核。④ 相互融合,形成了二倍体的受精卵。

(3) 受精的意义:① 新个体生命的开端。② 恢复二倍体而保持物种的稳定性。③ 决定性别。

四、填图题

图 19.1:

1. 胚外体腔。2. 羊膜腔。3. 脐带。4. 卵黄囊。

图 19.2:

1. 羊膜。2. 壁蜕膜。3. 包蜕膜。4. 子宫腔。5. 丛密绒毛膜。

（吴　敏）

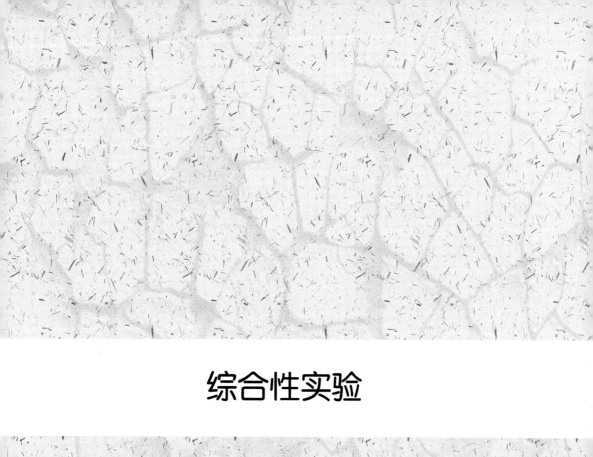

综合性实验

实　验　一

一、引言

　　血涂片显微镜检查是血液细胞学检查的基本方法,临床上应用极为广泛,特别是对各种血液病的诊断有很大的价值,但血涂片制备和染色不良,常使细胞鉴别困难,甚至导致错误结论,因此,制备厚薄适宜、分布均匀、染色良好的血涂片是血液学检查的重要基本技术之一。

二、实验目的

　　掌握血涂片的制作方法,观察血细胞的形态及在不同环境下的反应。

三、实验器材与试剂

　　器材:显微镜;医用一次性采血针;酒精棉球;镊子;经脱脂洗净的载玻片;盖玻片等。

　　试剂:瑞氏染液;0.9% NaCl 溶液;蒸馏水等。

四、实验步骤

1. 消毒与采血

　　先按摩采血部位(人的指腹),使血流通畅,采血前用 70% 酒精消毒人的指腹,干燥后用采血针刺破指腹,使血液自然流出(第一滴血不要)。取干净载玻片,让血滴在离玻片一端中 4~5 mm 处,注意手指持载玻片的边缘,不触及表面,也不能使载玻片接触取血部位的皮肤。

2. 推片

　　取一块边缘光滑的载玻片做推片。将其一端置于血滴前方,向后移动到接触血滴,使血液均匀分散在推片与载玻片呈 30°～40°,向另一端平稳地推出(图 1)。涂片推好后,迅速在空气中摇动,使之自然干燥。

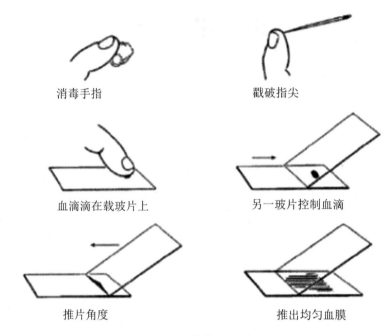

消毒手指　　　　　　　　　戳破指尖

血滴滴在载玻片上　　　　　　另一玻片控制血滴

推片角度　　　　　　　　　　推出均匀血膜

图 1　推片示意图

3. 染色

用特种玻璃铅笔在血膜两侧画两条线,防止染液外溢。再将瑞氏染色液(伊红-亚甲基蓝)滴在血膜上,至染液淹没全部血膜,染 30 s。加等量蒸馏水与染色液混合后再染 5 min。最后用蒸馏水把染色液洗掉,用吸水纸吸干,自然干燥后即可观察。

4. 封片

染色的涂片经完全干燥后,用中性树胶封片保存。

五、结果观察

显微镜下观察血涂片中血细胞,包括红细胞、白细胞和血小板。

(王友娣)

实　验　二

一、实验目的

1. 掌握正常肺组织的形态。
2. 熟悉大叶性肺炎、硅肺的组织结构。
3. 了解肺相关疾病的病理变化。

二、实验内容

（一）正常肺组织

1. 染色方式

HE。

2. 低倍镜观察

肺实质内可见大量圆形或不规则的空泡即为肺泡，其间有散在分布的小支气管及各级分支的切面。

3. 高倍镜观察

（1）肺泡上皮

① Ⅰ型肺泡上皮：为扁平型细胞，含核部分略厚，其余部分很薄，在光镜下不易与毛细血管内皮细胞区分。

② Ⅱ型肺泡上皮：分布于Ⅰ型肺泡细胞之间，细胞呈立方形或圆形，顶端突入肺泡腔，核呈圆形，胞质着色浅，呈泡沫状。

（2）肺泡隔

位于相邻肺泡上皮之间，其内可见少量结缔组织和大量毛细血管断面。此外，在肺泡腔或肺泡隔内，还可见到尘细胞。尘细胞胞体较大，呈椭圆形或不规则形，胞质内含有大量棕黑色尘粒，细胞核有时被尘粒遮盖不能被看到。

（二）大叶性肺炎

1. 染色方式

HE。

2. 低倍镜观察

病变呈弥漫性,肺组织固有结构存在,全部肺泡扩张,肺泡内充满渗出物,肺泡壁完整。

3. 高倍镜观察

（1）红色肝样变期

① 肺泡隔:肺泡隔内可见毛细血管弥漫性扩张充血。

② 肺泡腔:肺泡腔内充满纤维素和大量红细胞,其间夹杂少量中性粒细胞和巨噬细胞。部分区域可见纤维素穿过肺泡间孔与相邻肺泡内的纤维素相连成网。

（2）灰色肝样变期

① 肺泡隔:肺泡间隔毛细血管受压,毛细血管呈贫血状,肺泡壁变窄。

② 肺泡腔:肺泡腔内渗出的纤维素增多,相邻肺泡纤维素经肺泡间孔互相连接的现象更为多见。纤维网中有大量中性粒细胞,因肺泡壁毛细血管受压迫,肺泡腔内几乎很少见到红细胞。

（三）硅肺

1. 染色方式

HE。

2. 低倍镜观察

肺实质内可见大量圆形或椭圆形的硅结节,边界清楚。

3. 高倍镜观察

典型的硅结节中,玻璃样变的胶原纤维组织呈红染同心圆层状排列,部分中央有坏死。其中央或偏侧有闭塞的小血管或小气管,横断面似葱头状。肺间质有不同程度的弥漫性纤维化。

（石　蕾）

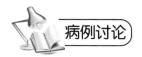 病例讨论

病史摘要

赵某,男,35 岁。三天前遭雨淋后受凉,于当夜突然起病,头痛、畏寒继而高热,伴咳嗽,咳铁锈色痰,今日左侧胸痛,气急不能平卧。

体格检查

体温 39.5 ℃,脉搏 92 次/min,呼吸 27 次/min。咽部充血,左胸呼吸活动度降低,触诊语颤增强,叩诊呈浊音。听诊左肺闻及大量湿性啰音。

辅助检查

血常规:WBC 15×109/L,N 85%;X 线检查:左肺叶有大片致密阴影。

治疗

经大量抗生素及对症治疗,病情迅速好转,两天后体温正常,症状消失,但肺部仍闻及湿啰音。X 线复查:左肺可见不规则片状模糊影。住院十天后,肺部啰音消失,X 线复查肺部正常,痊愈出院。

讨论题

1. 对本疾病做出诊断,并说明诊断依据。
2. 根据本例的症状、体征及 X 线检查,推测肺部的病理变化。
3. 为什么治疗后症状消失而体检及 X 线检查仍不正常?

实　验　三

一、实验目的

1. 掌握正常肝组织的形态。
2. 熟悉脂肪肝、肝硬化和肝癌的组织结构。
3. 了解肝相关疾病的病理变化。

二、实验内容

（一）正常肝组织

1. 染色方式

HE。

2. 低倍镜观察

人肝的小叶间结缔组织少，肝小叶界限不清，可根据门管区及中央静脉的结构特点和位置，大致划分出肝小叶的范围。肝小叶中央有一沿长轴走行的中央静脉。肝细胞以中央静脉为中心，单行排列成凹凸不平的板状，称为肝板。相邻肝板分支吻合，形成迷路样结构。肝小叶周围的肝板中肝细胞较小，嗜酸性较强，称为界板。在切片中，肝板的断面呈索状，称为肝索。肝板之间的腔隙为肝血窦，窦壁由内皮细胞围成，肝血窦腔大且不规则，腔内有定居的肝巨噬细胞。

3. 高倍镜观察

（1）中央静脉

中央静脉位于肝小叶的中央，管壁有一层内皮细胞和少量的结缔组织，因其为肝血窦血液汇集处，故管壁不连续，可见到肝血窦与中央静脉相通。

（2）肝索

肝索由1～2行肝细胞组成。肝细胞为多边形，染色深，细胞分界清晰，胞质呈嗜酸性，有1～2个大而圆的细胞核，位于细胞中央。

① 肝血窦：肝血窦位于肝索之间,形状不规则。选择窦腔较大的部位,观察细胞。窦壁的内皮细胞,胞核扁、着色较深,紧贴肝索。肝巨噬细胞位于窦腔内,胞核较大,呈卵圆形,着色较浅,胞质较丰富,部分细胞可见胞质突起。

② 其他：相邻肝小叶之间呈三角形或椭圆形的结缔组织区域,称为门管区,每个肝小叶的周围一般有 3～4 个门管区。门管区内有小叶间静脉、小叶间动脉和小叶间胆管。小叶间静脉是门静脉的分支,管腔较大且不规则,壁薄；小叶间动脉是肝动脉的分支,管径小,管壁相对较厚；小叶间胆管管壁由单层立方或单层柱状上皮围成,胞核呈圆形。

（二）脂肪肝

1. 染色方式

HE。

2. 高倍镜观察

肝小叶结构存在,肝细胞肿大变圆,充满大小不等的脂肪空泡(脂滴),空泡大和多者可将肝细胞核推向一边。数个含有脂肪的肝细胞可破裂,形成脂肪囊肿。

（三）肝硬化

1. 染色方式

HE。

2. 低倍镜观察

切片中结缔组织广泛增生,肝小叶固有结缔组织被破坏,肝小叶不规则的缩小或者被增生的结缔组织分割成大小不等的圆形或者类似圆形的肝细胞团块,称为假小叶。假小叶分界清楚(正常人肝小叶分界不清)。假小叶中,中央静脉消失或偏于一侧。有的肝小叶结构被完全破坏,仅余轮廓,被增生的结缔组织取代。

3. 高倍镜观察

① 肝细胞索排列紊乱,肝细胞大小不一；增生的肝细胞增大,胞浆丰富,着色较浅,胞核大,染色质呈颗粒状,嗜碱性强。

② 肝细胞结节。

③ 门管区小胆管增生(数目增多),有淋巴细胞浸润。

（四）肝癌

1. 染色方式

HE。

2. 低倍镜观察

癌细胞排列成小梁状,类似肝细胞索,小梁间为血窦,癌细胞染色较深。

3. 高倍镜观察

癌细胞呈多边形,胞浆丰富,颗粒状,嗜酸性,核大染色较深,核浆比例增大;分化差者细胞异型性明显,常有巨核及多核瘤巨细胞,少数癌细胞胞浆内可见胆色素。

(石　蕾)

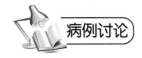 病例讨论

病史摘要

陈某,男,47 岁。患者于四年前罹患肝炎,屡经治疗,反复多次发病,近两年全身疲乏,不能参加体力劳动,并有下肢浮肿,近三个月腹部逐渐膨胀。一周前因过度劳累同时大量饮酒,腹胀加重,患者食欲不振,大便溏泄,每日 3~4 次,小便量少而黄。

体格检查

面色萎黄,巩膜及皮肤轻度黄染,颈部两处有蜘蛛痣,心肺未见异常,腹部胀满,腹壁静脉曲张,移动性浊音阳性,肝脏于肋缘下未触及,脾大在左肋缘下1.5 cm,下肢有轻度浮肿。

辅助检查

血常规:RBC 2.21×109/L,PLT 28×109/L;血生化:谷丙转氨酶(ALT)96U/L,谷草转氨酶(AST)105 U/L,总胆红素(TBIL)53.8 μmol/L,直接胆红素(DBIL)29.2 μmol/L,白蛋白(ALB)24.5 g/L,谷氨酰转肽酶(GGT)164 U/L,碱性磷酸酶(ALP)249 U/L。

乙型肝炎病毒标志物检测:HBsAg(＋)、HBeAg(＋)、抗 HBsAg(－)抗 HBc(＋)。

凝血四项:PT 18.72 s。

肝脏 CT 平扫＋增强:肝硬化,肝内弥漫多发小结节灶,考虑肝硬化结节形成;脾大;腹腔积液。

内镜检查:食管 25 cm 以下可见 4 条蚯蚓样屈曲静脉,红色征;胃底可见静脉球。

诊断

肝硬化(失代偿期)。

治疗

予以保肝治疗及规范化内科治疗,予以恩替卡韦抗病毒治疗,复方甘草酸苷、多烯磷脂酰胆碱保肝及白蛋白治疗。建议患者行肝移植治疗。

讨论题

1. 病人为什么会出现腹壁静脉和食管下段静脉曲张?
2. 本病患者的黄疸、脾大、腹水、浮肿是怎样产生的?

附　　录

示 教 彩 图

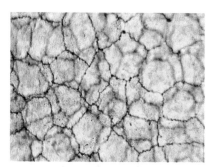

彩图1　单层扁平上皮

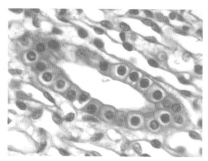

彩图2　单层立方上皮

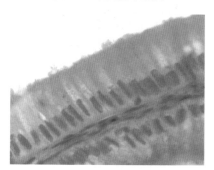

彩图3　单层柱状上皮

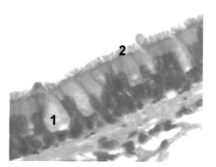

彩图4　假复层纤毛柱状上皮
1.杯状细胞　2.纤毛

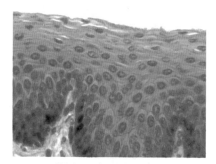

彩图5　复层扁平上皮

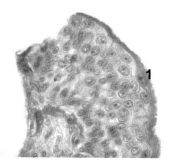

彩图6　变移上皮
1.盖细胞

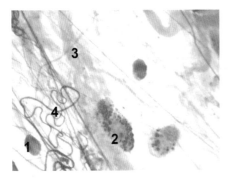

彩图 7　疏松结缔组织（铺片）
1.成纤维细胞　2.巨噬细胞
3.胶原纤维　4.弹性纤维

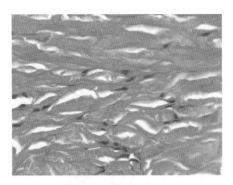

彩图 8　致密结缔组织

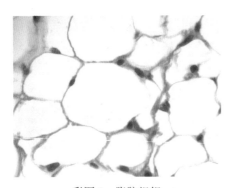

彩图 9　脂肪组织

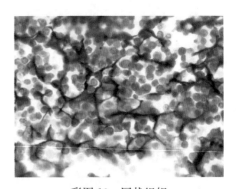

彩图 10　网状组织

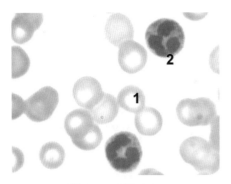

彩图 11　血涂片（1）
1.红细胞　2.中性粒细胞

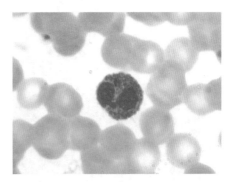

彩图 12　血涂片（2）
嗜酸性粒细胞

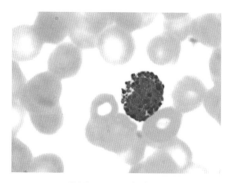

彩图 13　血涂片(3)

嗜碱性粒细胞

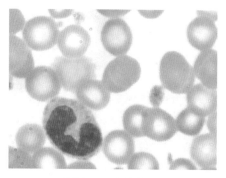

彩图 14　血涂片(4)

单核细胞

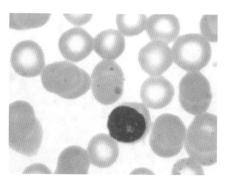

彩图 15　血涂片(5)

淋巴细胞

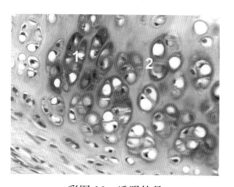

彩图 16　透明软骨

1.同源细胞群　2.软骨囊

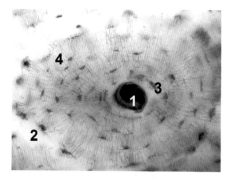

彩图 17　骨磨片

1. 中央管　2. 黏合线

3. 骨陷窝　4. 骨小管

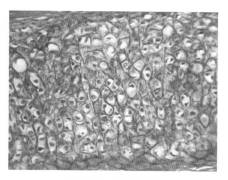

彩图 18　弹性软骨

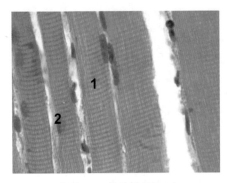

彩图 19　骨骼肌纵切面

1. 横纹　2. 骨骼肌细胞核

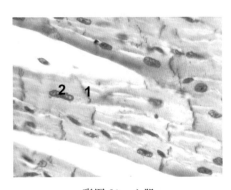

彩图 20　心肌

1. 闰盘　2. 心肌细胞核

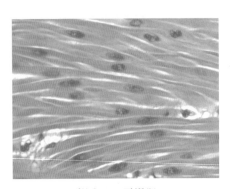

彩图 21　平滑肌

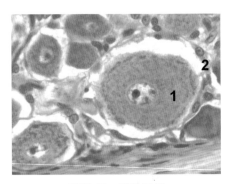

彩图 22　脊神经节

1. 神经节细胞　2. 卫星细胞

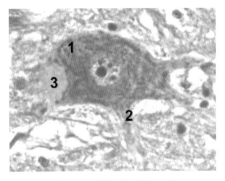

彩图 23　脊髓运动神经元

1. 尼氏体　2. 树突　3. 轴丘

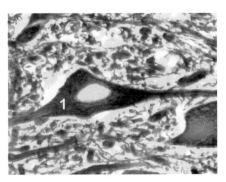

彩图 24　脊髓运动神经元

1. 神经原纤维

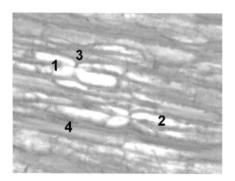

彩图 25 有髓神经纤维

1.轴突 2.髓鞘 3.郎飞节 4.施万细胞细胞核

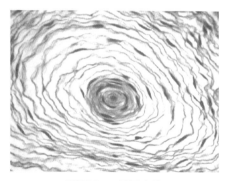

彩图 26 环层小体

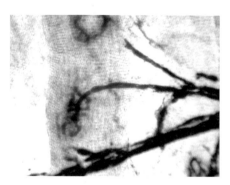

彩图 27 运动终板

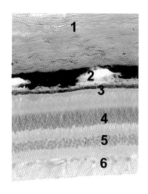

彩图 28 视网膜

1. 巩膜 2. 脉络膜 3. 色素上皮层

4. 视细胞层 5. 双极细胞层

6. 节细胞层

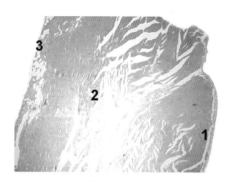

彩图 29 心脏

1. 心内膜 2. 心肌膜 3. 心外膜

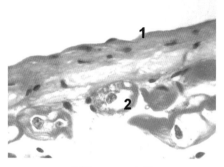

彩图 30 心内膜

1.内皮 2.蒲肯野纤维

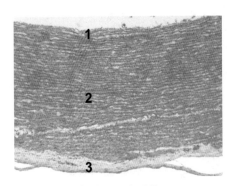

彩图 31　大动脉
1. 内膜　2. 中膜　3. 外膜

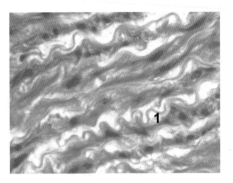

彩图 32　大动脉中膜
1. 弹性膜

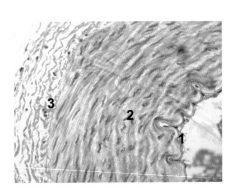

彩图 33　中动脉
1. 内弹性膜　2. 平滑肌　3. 外弹性膜

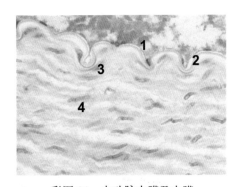

彩图 34　中动脉内膜及中膜
1. 内皮　2. 内皮下层　3. 内弹性膜
4. 平滑肌

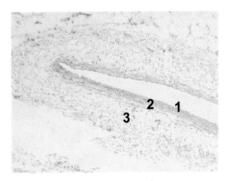

彩图 35　中静脉
1. 内膜　2. 中膜　3. 外膜

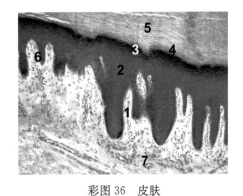

彩图 36　皮肤
1. 基底层　2. 棘层　3. 颗粒层　4. 透明层
5. 角质层　6. 乳头层　7. 网织层

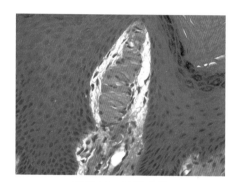

彩图 37　触觉小体

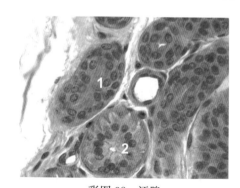

彩图 38　汗腺

1. 导管　2. 分泌部

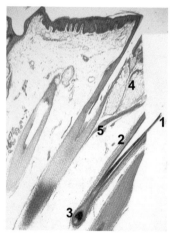

彩图 39　头皮

1. 毛发　2. 毛囊　3. 毛球

4. 皮脂腺　5. 立毛肌

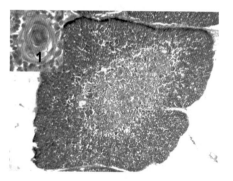

彩图 40　胸腺

1. 胸腺小体

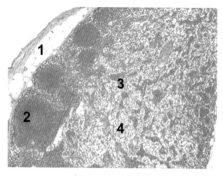

彩图 41　淋巴结

1. 被膜　2. 淋巴小结　3. 髓索　4. 髓窦

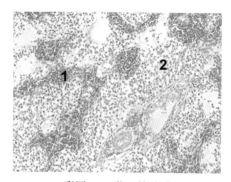

彩图 42　淋巴结髓质

1. 髓索　2. 髓窦

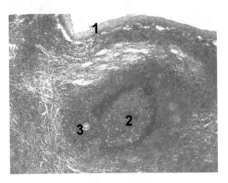

彩图 43 脾脏

1. 被膜 2. 淋巴小结 3. 中央动脉

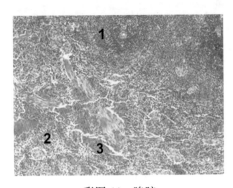

彩图 44 脾脏

1. 白髓 2. 脾索 3. 脾血窦

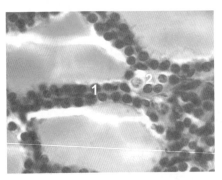

彩图 45 甲状腺

1. 滤泡上皮细胞 2. 滤泡旁细胞

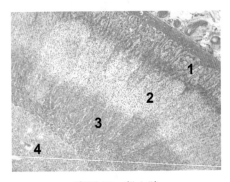

彩图 46 肾上腺

1. 球状带 2. 束状带 3. 网状带 4. 髓质

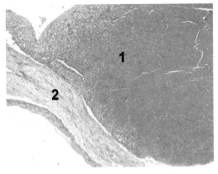

彩图 47 垂体

1. 远侧部 2. 神经部

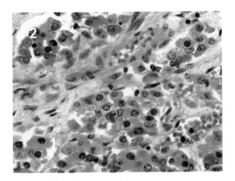

彩图 48 垂体远侧部

1. 嗜酸性细胞 2. 嗜碱性细胞

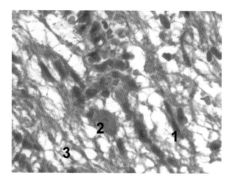

彩图 49　垂体神经部

1. 垂体细胞　2. 赫令体　3. 神经纤维

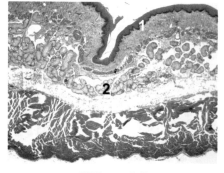

彩图 50　食管

1. 复层扁平上皮　2. 食管腺

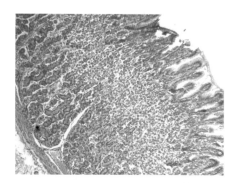

彩图 51　胃黏膜

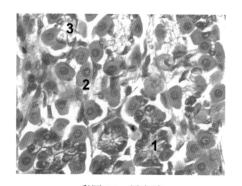

彩图 52　胃底腺

1. 主细胞　2. 壁细胞　3. 颈黏液细胞

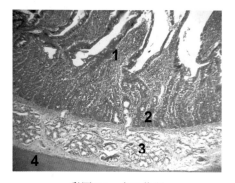

彩图 53　十二指肠

1. 肠绒毛　2. 小肠腺

3. 十二指肠腺　4. 肌层

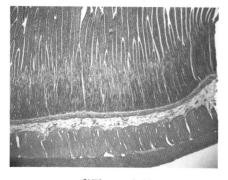

彩图 54　空肠

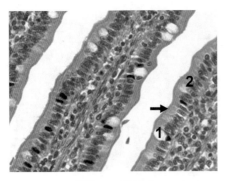

彩图 55　肠绒毛

1. 杯状细胞　2. 吸收细胞　→示刷状缘

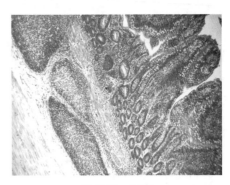

彩图 56　回肠

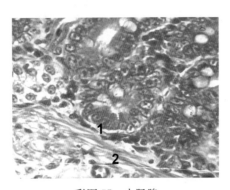

彩图 57　小肠腺

1. 帕内特细胞　2. 黏膜肌层

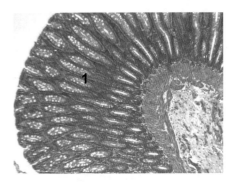

彩图 58　大肠

1. 大肠腺

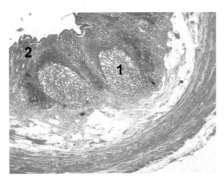

彩图 59　阑尾

1. 淋巴小结　2. 大肠腺

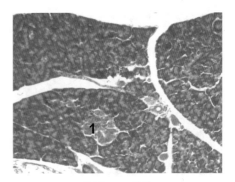

彩图 60　胰腺

1. 胰岛

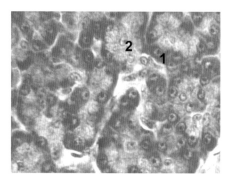

彩图 61　胰腺外分泌部
1. 胰腺腺泡细胞　2. 泡心细胞

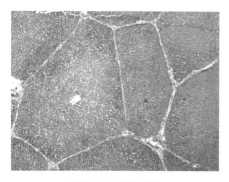

彩图 62　肝脏(猪)

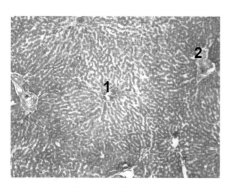

彩图 63　肝脏(人)
1. 中央静脉　2. 门管区

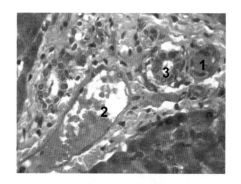

彩图 64　门管区
1. 小叶间动脉　2. 小叶间静脉
3. 小叶间胆管

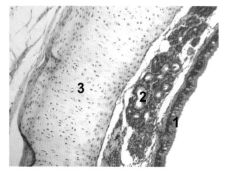

彩图 65　气管
1. 上皮　2. 气管腺　3. 透明软骨

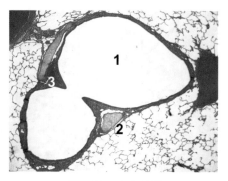

彩图 66　小支气管
1. 小支气管　2. 软骨片　3. 混合性腺

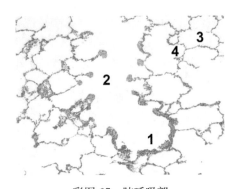

彩图 67　肺呼吸部

1. 呼吸性细支气管　2. 肺泡管

3. 肺泡囊　4. 肺泡

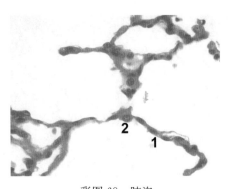

彩图 68　肺泡

1. Ⅰ型肺泡细胞　2. Ⅱ型肺泡细胞

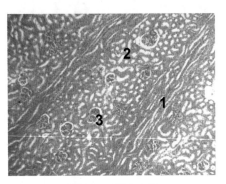

彩图 69　肾脏皮质

1. 髓放线　2. 皮质迷路　3. 肾小体

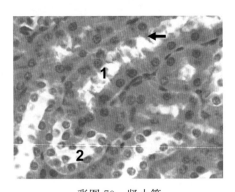

彩图 70　肾小管

1. 近曲小管　2. 远曲小管　◀示刷状缘

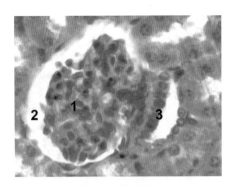

彩图 71　肾小体

1. 血管球　2. 肾小囊腔　3. 致密斑

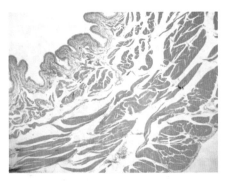

彩图 72　膀胱

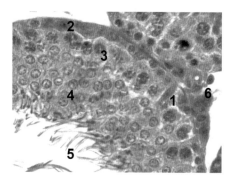

彩图 73　睾丸

1. 支持细胞　2. 精原细胞　3. 初级精母细胞
4. 精子细胞　5. 精子　6. 睾丸间质细胞

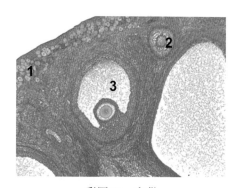

彩图 74　卵巢

1. 原始卵泡　2. 初级卵泡　3. 次级卵泡

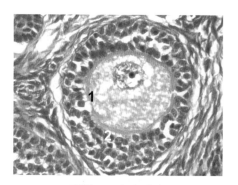

彩图 75　初级卵泡

1. 透明带　2. 放射冠

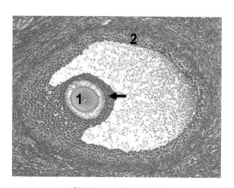

彩图 76　次级卵泡

1. 初级卵母细胞

2. 卵泡壁（颗粒层）　←示卵丘

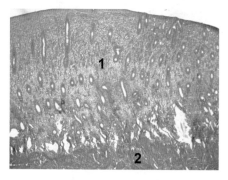

彩图 77　子宫增生期

1. 子宫内膜　2. 肌层

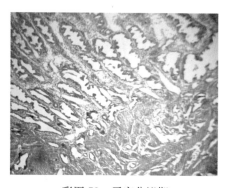

彩图 78　子宫分泌期

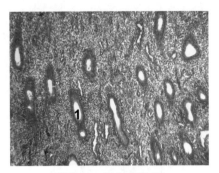

彩图 79　子宫内膜(1)

1. 子宫腺

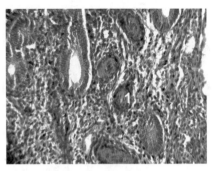

彩图 80　子宫内膜(2)

1. 螺旋动脉

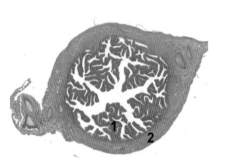

彩图 81　输卵管

1. 黏膜皱襞　2. 肌层

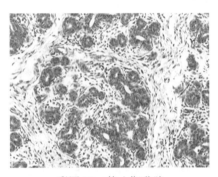

彩图 82　静止期乳腺

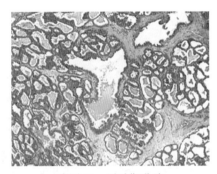

彩图 83　活动期乳腺

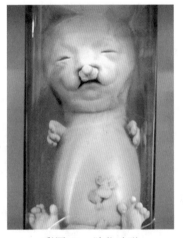

彩图 84　胎儿畸形

（王健君　李晓敏　图）